抗老化のための栄養学

100 歳でも元気に暮らすために

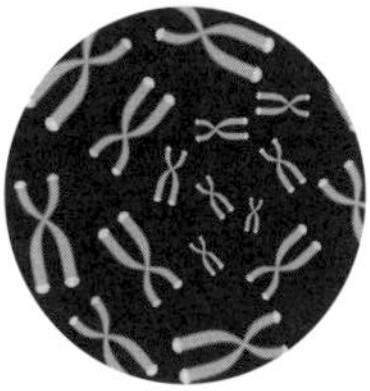

阿部 皓一

薬学博士

阿部出版

はじめに

　我々のからだは摂取した栄養素である炭水化物、タンパク質、脂質、ビタミン、ミネラルおよび水から構成されています。骨は主としてカルシウム、リン、タンパク質に富んだ組織であり、筋肉はタンパク質のかたまりであり、生体膜を構成しているのは主にリン脂質とタンパク質です。つまり、我々のからだは医薬品などの成分ではなく、摂取した栄養素からできているのです。そのため、健康を考える際には、まず、栄養素の性質・働きなどを知ることが大切です。

　英語のことわざで〝You are what you eat.（あなたはあなたの食べたものでできている）〟というものがありますが、本書ではこれを自分軸に置き換え、〝We are what we eat.〟として、「我々のからだは自分の食べたものでできている」という観点から自主的に健康を捉え、老化に抗《あらが》う栄養を考えていきたいと思います。

　まず、第1章では元気に年齢を重ねるには、何が大切であるか、また逆にあまり意味のないものは何かについて言及しています。第2章では老化のメカニズムをかみ砕き、老化の原因や老化によって起こり得るからだの変化をまとめています。そして、第3章、第4章、第5章においては、本書の主題である抗老化のために必要な栄養素や上手な摂取法、食事など、それぞれの効果・効能について解説します。抗老化のためにどの栄養素を摂ればよいかなどをすぐに学びたい方は、第3章、第4章から読み進めてもよいでしょう。本書を読むことによって、皆さまがいつまでも若々しく、健康を保ちながら生きていく一助となりましたら、著者としてこの上ない喜びです。

本書を執筆するに当たり、多くの老化に関する知識を教えていただいた日本ビタミン学会松浦達也会長、東京都健康長寿医療センター研究所石神昭人副所長、芝浦工業大学浦野四郎名誉教授・福井浩二教授、科学的根拠に基づく健康寿命を伸ばす会小澤俊彦副理事長、株式会社メグビー笹木多恵子社長、笹木雅貴常務、エーザイ株式会社飯島みゆき本部長・鈴木智美部長、株式会社SSFK研修センター植草正男理事、国際栄養食品協会天ヶ瀬晴信理事長・脇坂真司事務局長、ミネラックス株式会社後藤聖子社長、缶詰技術研究所松本収充事務局長・佐藤博文部長をはじめ関係各位の先生方に、心から感謝いたします。なお、元エーザイ株式会社峯岸孝次部長には、執筆の壁に突き当たり、戸惑ったとき、常に暖かいサポートをしていただき深謝いたします。

本書に対して、ご推薦を賜った日本ビタミン学会松浦達也会長と株式会社SSFK研修センター植草正男理事に深謝いたします。

最後に、本書の出版の機会を与えてくださった阿部出版株式会社の阿部秀一社長、編集を担当し丁寧なご指導を賜った原真理さん並びに関係者の皆さまに心から感謝いたします。

令和五年　晩秋

阿部皓一

目次

第1章　元気な高齢者でいるために

厚生労働省の基準では栄養は足りない

栄養素を摂取する際に真っ先に検討すべきことは、なぜ、その栄養素を摂るのかを考えることです。摂取の目的はいろいろありますが、一つは栄養学的に不足・欠乏のリスクを解消するためであり、日本人の食事摂取基準の推奨量・目安量を摂ることにあります。しかしながら、本書の目的は健康自主管理を行い、積極的に健康の維持・増進をし、老化を防ぐ、つまり、若返るために必要なヒントを与えることです。

例えば、厚生労働省による日本人の食事摂取基準では、ビタミンはあくまでも、栄養学的に不足・欠乏を予防する量として、推奨量・目安量が示されています。しかし、この量ではそれぞれのビタミンが本来持つ優れた働きを発揮することができません。

2020年の日本人の食事摂取基準による推奨量・目安量によると、ビタミンEは成人で1日5.0㎎から6.0㎎となっていますが、酸化ストレスの亢進（体内で錆のような酸化物ができやすい状態）を抑えるためには、100㎎から400㎎が必要となり、ビタミンCでは推奨量100㎎の約10倍の1000㎎が必要であると考えます。また、ビタミンDの免疫制御を賦活《ふかつ》するためには、目安量の8.5μgの2倍以上である20μgより多くの量が必要とされます。このように、ビタミンの持つ抗酸化作用などを期待して老化を防ぐことを考えるには、推奨量・目安量の数倍以上が必要となるのです。

人生100年時代を生き抜くには、従来の考え方を打破して、ビタミンをはじめ、多くの栄養素が現在の推奨量・目安量を超えて、優れた機能を発揮できる量（攻めの摂取）が必要であると私は考えています［図1］。に示したように、推奨量とは栄養学的な欠乏症を予防するための必要最低量です。ビタミンの薬理作用を発揮させるためには、積極的に十分量を摂取しなければその効果は得られません。また、疾患などの治療効果については、医薬品として認められたビタミン製剤で期待できます。もちろん、副作用が生じやすいといわれているビタミンAやミネラルなどの栄養成分は、注意深く摂取量を設定しなければなりません。

また、日本人の食事摂取基準（2020年版）の推定エネルギー量では、成人から高齢者、次いで後期高齢者となる推定エネルギー必要量は、すべての身体活動レベルにおいて、加齢とともに下降線をたどっています［図2］。抗老化を実現するためには、この推定エネルギー量が下降ではなく、横ばいにすべきと考えます。さらに将来的には、75歳以上の身体活動レベルが高い人の推定エネルギーレベルも示すべきであると考えています。

高齢者が若々しく過ごすには、エネルギーがまず必要であり、そのために推奨量・目安量にこだわることなく、十分な量の栄養素の摂取が必須であることをしっかりと心に留めておいてください。

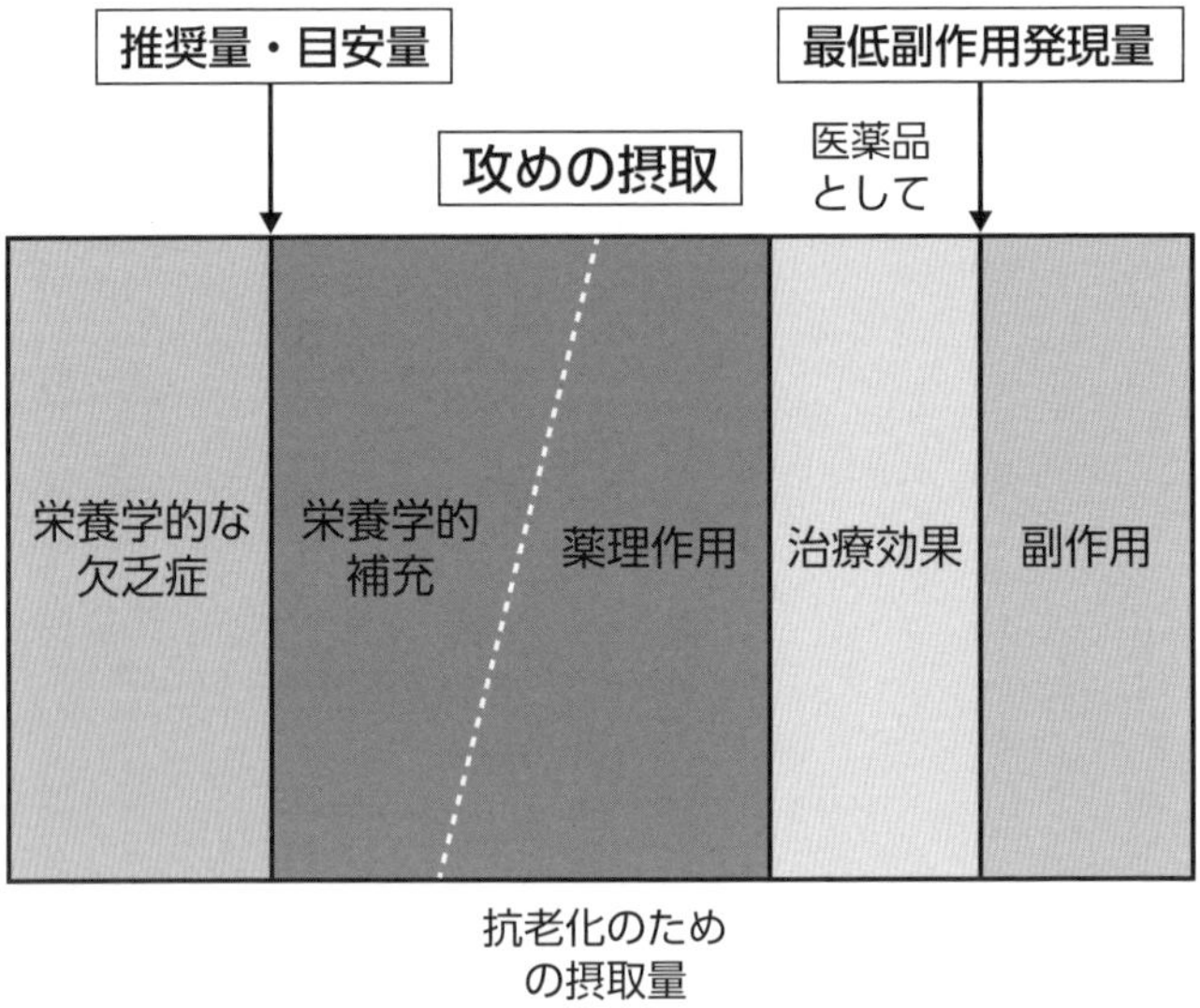
推奨量・目安量
最低副作用発現量
攻めの摂取
医薬品
として
栄養学的な
欠乏症
栄養学的
補充
薬理作用
治療効果
副作用
抗老化のため
の摂取量

図１　ビタミンの摂り方

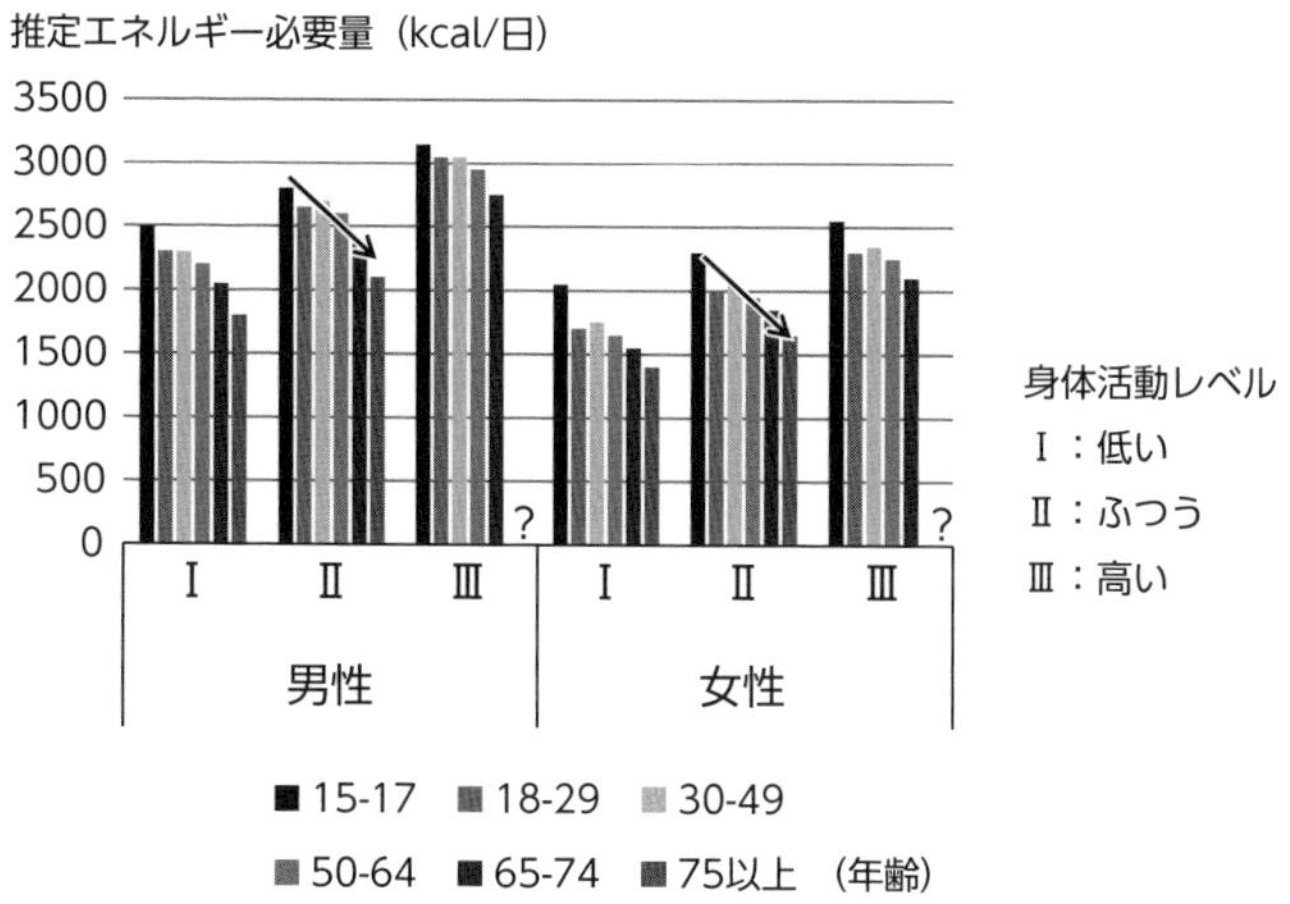

図２　身体活動レベル別の年代ごとの推定エネルギー必要量

出典　日本人の食事摂取基準（2020年版）

フレイルを予防して元気に暮らす

フレイルとは、日本老年医学会が2014年に提唱した概念であり、英語の「Frailty（フレイルティ：虚弱）」から派生しています。加齢とともに運動機能や認知機能などが低下し、複数の慢性疾患の併存などの影響もあり、生活機能が障害され、心身の脆弱性が出現します。また、社会的にも孤立した状態であり、一方で適切な介入・支援により、生活機能の維持向上が可能な状態を指します。従来は生活習慣病を予防し、平均寿命を延ばすことばかりを議論されてきましたが、昨今では、フレイルを予防し、健康寿命を延ばすことが課題となっています。

フレイルを予防する際は、従来の栄養不足・欠乏から一歩先に進んで、積極的に栄養素を摂り、筋力を高めなければなりません。そのためには、タンパク質を中心として、ビタミン・ミネラル、抗酸化物質を十分に摂り、積極的に筋肉をつけ、骨格をサポートすることが必要です。実際、多くの高齢者は、栄養過多でフレイルになるのではなく、栄養不足によりフレイルになり、健康寿命を縮めています。

健康状態はプレフレイル（フレイルの前駆状態）からフレイルに移行します。ここまでは可逆的な過程ですが、寝たきりなどの要介護になりますと、死への不可逆的過程となります。

フレイルには、フィジカル、メンタル、ソーシャルと三つの側面があります［図３］。フィジカルフレイルとは身体的虚弱性であり、メンタルフレイルは精神的・心理的虚弱性を意味します。さらに、ソーシャルフレイルとは社会からの孤立のことであり、これら三つは相互に関連していますが、基本的にはフィジカルフレイルが根本となっています。メンタルフレイルやソーシャルフレイルの予防には、フィジカルフレイルでないこと、つまり、元気に動き回れることが前提となります。

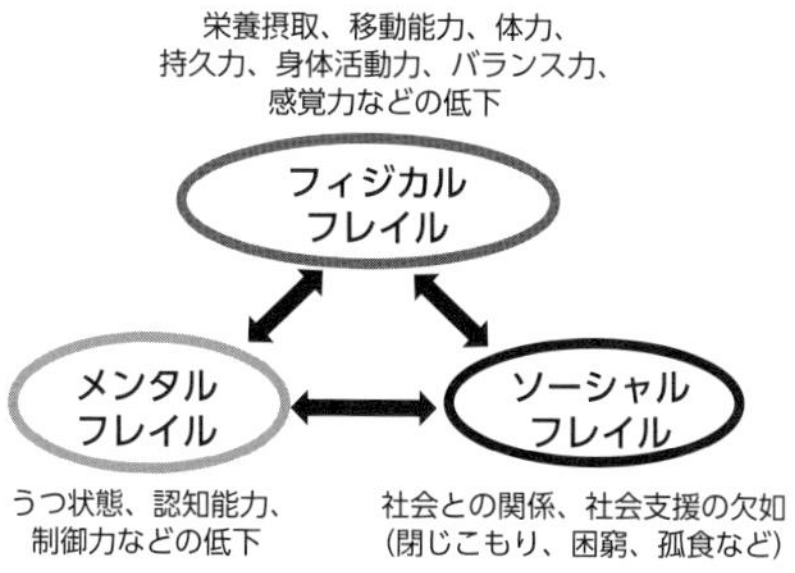

図３　フレイルの多面性

高齢者のカロリー制限は逆効果

長生きしたいのなら、カロリーを制限することがよいという説があります。その理由の一つとして、カロリー制限をすることにより、生体が危機状態を感知して、エネルギーを作り出すときに必要な補酵素であるＮＡＤ（ニコチンアミドアデニンジヌクレオチド）を生産する、ということが挙げられます。

例えば、カロリー制限の動物実験では普通食を与える回数を制限します。動物の場合は若齢期から老齢期までの長期間によるカロリー制限を行うため、からだが制限に順応してＮＡＤの生産を高めていることがあるようです。このような結果から、動物においてのカロリー制限は、寿命延長があると報告されています[＊1]。

しかし、ヒト試験においては未だ賛否両論があります。ヒトでは、高齢期のみの短い期間に試験を行ったため、からだの順応が難しいと考えられます。

厚生労働省が健康寿命を延伸するために推奨しているフレイルの予防と、カロリー制限は考え方が異なると私は思っています。

例えば、［図４］に見るように、日本人65歳以上の女性においての総タンパク質、動物性タンパク質、抗酸化物質摂取が少なくなると、フレイルになりやすいことが報告されています。ここでいうオッズ比とは、ある群における事象の起こりやすさに対する、別の群における事象の起こりやすさを示します。この図は総タンパク質、動物性タンパク質、植物性タンパク質および総抗酸化食品の低摂取群に比較して、中摂取群と高摂取群の身体的フレイルになる割合を示したものです。低摂取群に比べて、中摂取群と高摂取群はオッズ比が小さくなり、このことから、それらの栄養素をしっかりと摂っていれば身体的フレイルになりにくいということが分かります［＊2］。

タンパク質はヒトのエネルギーになりますので、タンパク質の摂取を下げるということは、カロリー制限と同等と見ることができます。よって、高齢者にカロリー制限を行うと、エネルギーが不足してかえって身体的フレイルになりやすくなると考えられます。

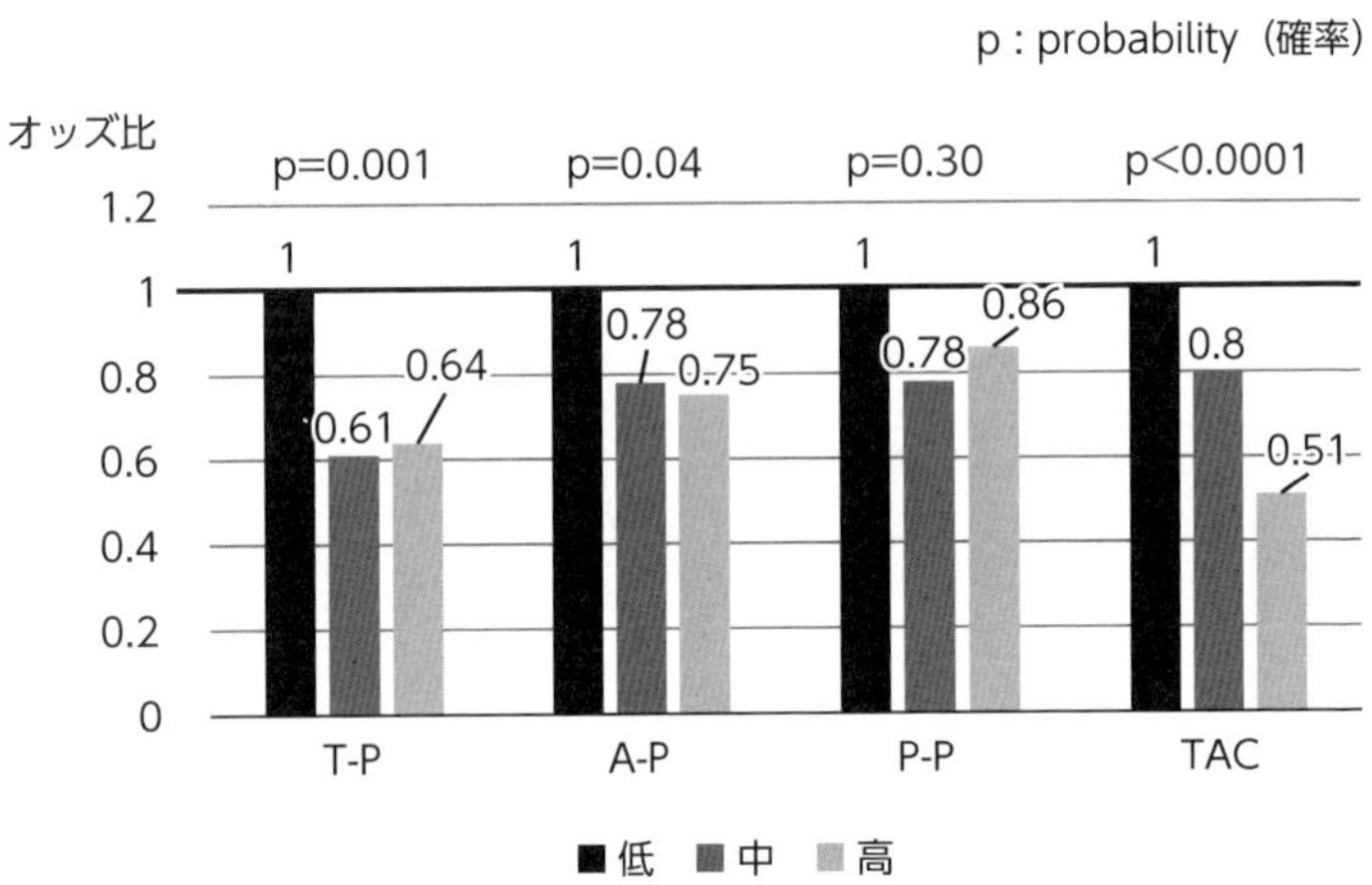

	低	中	高
T-P（総タンパク質）g/day	≦67.6	67.6-78.3	>78.3
A-P（動物性タンパク質）g/day	≦36.9	36.9-48.4	>48.4
P-P（植物性タンパク質）g/day	≦28.6	28.6-32.0	>32.0
TAC（総抗酸化力）mmolTE/day	≦17.3	17.3-23.1	>23.1

図４　タンパク質摂取と身体的フレイル

出典　Kobayashi S et al; Nutr J, 16:29, 2017

ＢＭＩ数値にこだわりすぎてはいけない

　ヒトの肥満度を表すのにボディマス指数（ＢＭＩ）というものがあり、ＢＭＩの計算式は、体重（kg）÷〔身長（ｍ）の2乗〕で表されます。日本ではＢＭＩが25以上を肥満として、体重を落とすように注意喚起されています。

　ところが、日本人を含む１００万人のアジア人においてＢＭＩが22・6から27・5の人が最も死亡リスクが低いことが報告されています。また、40歳代の日本人ではＢＭＩが25から30未満が最も長命であり、ＢＭＩが18・5未満が最も短命であるという報告もされています。

［図5］で表しているハザード比（ＨＲ：Hazard Ratio）とは、臨床試験において、相対的な危険度を客観的に比較する尺度のことです。例えば、ＡとＢのリスクを比較した場合、ハザード比が1であれば、ＡとＢの効果に差がないということで、ハザード比が１以上であればＢのリスクがＡを上回ることとされます。この図では、日本における七つのコホート研究（特定のグループを追跡して、病気の発症などの健康状態の変化を調査する研究）をプール解析（複数の研究の元データを集めて再解析）し、「あるＢＭＩにおける各疾患の死亡率を基準として、ＢＭＩが変動すると死亡率がどのように変動するか」を示したものです。

　ＢＭＩ23・0～24・9を基準（1・0）としたとき、ＢＭＩが30を超えるとどの疾患でも、数値が1・3以上になるので、死亡リスクが30％以上に上昇します。驚くことに、18・9以下になっても急速にハザード比が上がり、つまり、太りすぎても、痩せすぎても死亡率は上がるので、長生きが可能なＢＭＩは22から28ぐらいまでの中肉からちょっと小太りであるということが考えられます。

日本人の食事摂取基準ではフレイル予防、および生活習慣病予防を考えて、高齢者の目標とするＢＭＩを21・5から24・9としていますが、肥満を気にして痩せる方がむしろ危険で、ＢＭＩが18・5以下になると余命が短くなることが指摘されています。その理由は痩せすぎるとと体内のコレステロールが不足するためで、コレステロールは生体膜を強化したり、ホルモンの原料になったり、胆汁酸の原料になったりして健康を維持するために必要なものなのです。人生１００年時代を楽しみ、元気で自立していたければ、ぽっちゃりタイプになることをおすすめします。

なお、ＢＭＩは身長と体重で計算する指数なので、脂肪が多い人でも、アスリートのように筋肉量が多い人でも、身長と体重が同じならば、ＢＭＩは同じ数値になってしまいます。ですから、筋肉量の多いアスリートの場合などは、体重から脂肪量を除いた除脂肪体重（ＬＢＭ：Lean Body Mass）を目安にします。

脂肪量の計算は体重（kg）×体脂肪率×０・９となり、体脂肪率（体重に対する皮下脂肪、内臓脂肪の割合を％で表したもの）は体組成計などで計測することができます。また、体脂

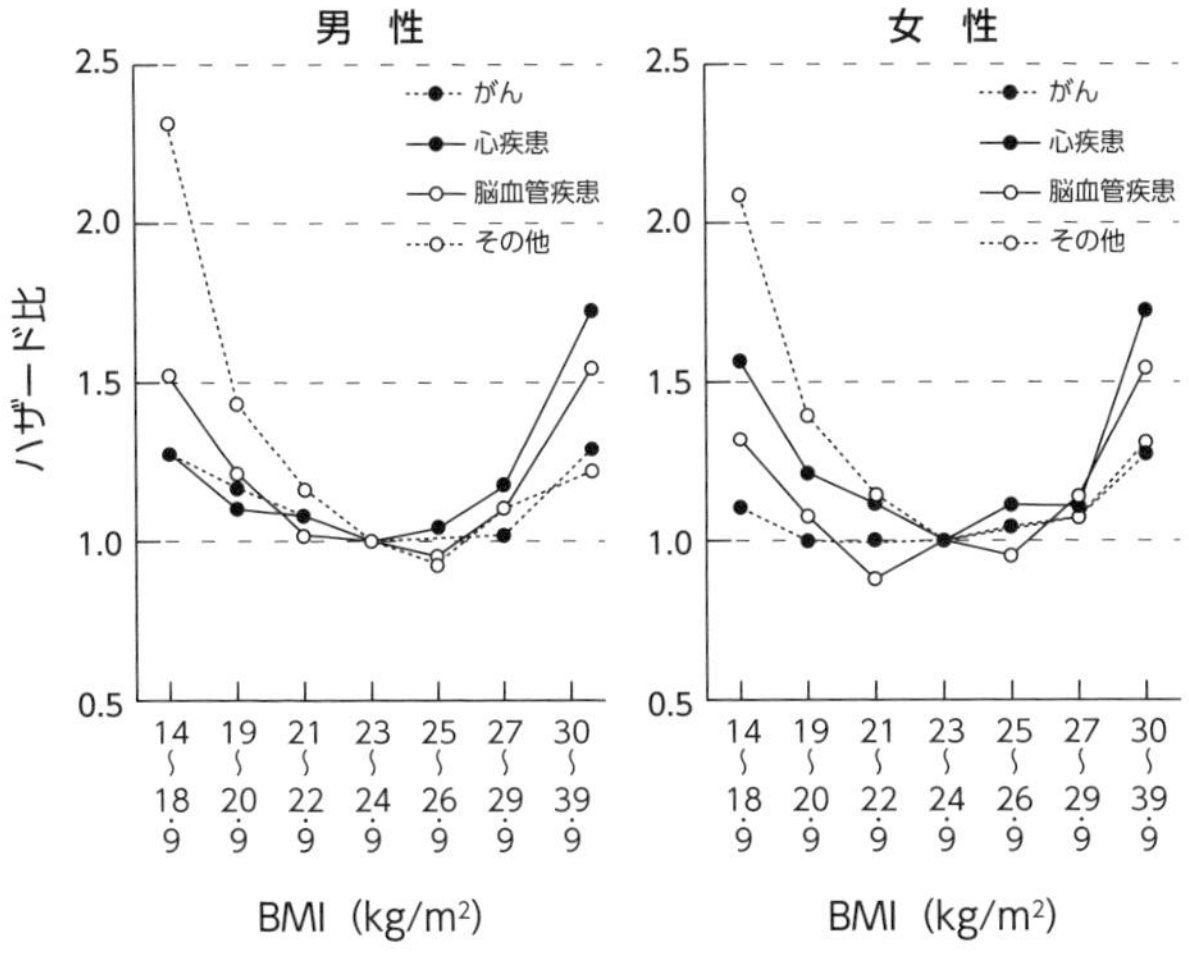

図5　主要死因別にみたBMIと死亡率の関係

出典　日本人の食事摂取基準（2020年版）

肪率の標準値は、男性は「10〜20％未満」、女性は「20〜30％未満」ですので、除脂肪体重の目標は、男性「体重の80〜90％」、女性「体重の70〜80％」となります。

有酸素運動が生活機能低下のリスクを下げる

ヒトは運動により、エネルギーを消耗します。エネルギーを消耗する際には、活性酸素も産生されますが、それと同時に抗酸化酵素などのデフェンスシステムも活性化され、体内ではエネルギーを効率よく補給し、生き残ろうとするサバイバルネットワークが動き始めます。また、適度な運動では血行も促進され、ストレス解消、健康に寄与します。しかし、激しい運動では、エネルギー欠乏による障害が大きすぎて、このネットワークが働きません。

適度な有酸素運動をすることにより、このサバイバルネットワークが働き、からだの恒常性を保つことが知られています。実際、ジョギング（30分以上／日）する人は、座りがちな人に比べておよそ10歳分程度テロメア（細胞分裂の回数券のようなもので、寿命を決定する染色体の末端の構造）が長くなり、軽い運動（6・5～8・0㎞のジョギング）をする人ほど、心臓発作などで命を落とさず（45％減）、全死因死亡率が下がる（30％減）ことが報告されています［＊3］［＊4］。

適度な有酸素運動は、生活機能低下のリスクを下げることにつながっていきます。

良質の睡眠が脳内の不要物を流す

睡眠と全死亡リスクの関係などから最適睡眠時間は6〜8時間とされ、男女とも睡眠時間が長くても短くても、全死亡リスクが高くなることが報告されています［＊5］。また、睡眠の質も大切ですが、高齢者では脳を休息させる深いノンレム睡眠時間が短くなり、質の低下も進むようです。

脳細胞には、神経細胞とグリア細胞（神経細胞に栄養を与える細胞）があります。睡眠中ではグリア細胞の働きが休止し、その容積が小さくなり脳脊髄液の流れがよくなり、アルツハイマー病の原因物質の一つであるアミノロイドβなどの老廃物の除去が進むとされていますす［＊6］。以前より、睡眠時間が短いことが、認知症の発症リスクと関連することが数多くの疫学研究で明らかにされています［＊7］。睡眠時間が長くなることによって、より効率よく老廃物を洗い流せるため、高齢者ほど良質の睡眠時間を適切に取ることが大切です。

また、脳内のアミロイドβの蓄積は40歳代前後から始まるといわれていますので、若いうちから質のよい睡眠を取ることを心掛けるようにしましょう。

栄養不足と老化の悪循環

高齢者は食が細くなることにより栄養不足になり、睡眠障害にも罹りやすく、疲れやすくなって不調を訴えることが多くあります。

これらが後の章で解説するフレイルや免疫低下などの原因になり、老化を早めることにつながってしまいます。この悪循環では［図6］に示すように、いろいろな栄養素が不足・欠乏します。

①高齢者ではタンパク質の摂取量が減り、ごはんやパンなどの食べやすい炭水化物の摂取割合が高くなり、さらに、新鮮食品の摂取不足などによる粗食で、栄養不足状態になります。また、多汗などで水溶性ビタミンが放出され、睡眠不足などに拍車をかけます。

②公害や喫煙、睡眠不足、ストレスなどにより、抗酸化ビタミンなども不足しがちになり、不調が多くなり、疲労もたまります。

③ストレスやアルコール類などの多飲により、抗酸化ビタミン、ビタミンB_1などが不足すると、フレイルや免疫低下になりやすくなります。

④栄養不足、不調・疲労およびフレイル・免疫低下は相互に関係して、負のサイクルを形成して悪循環を招くことになります。

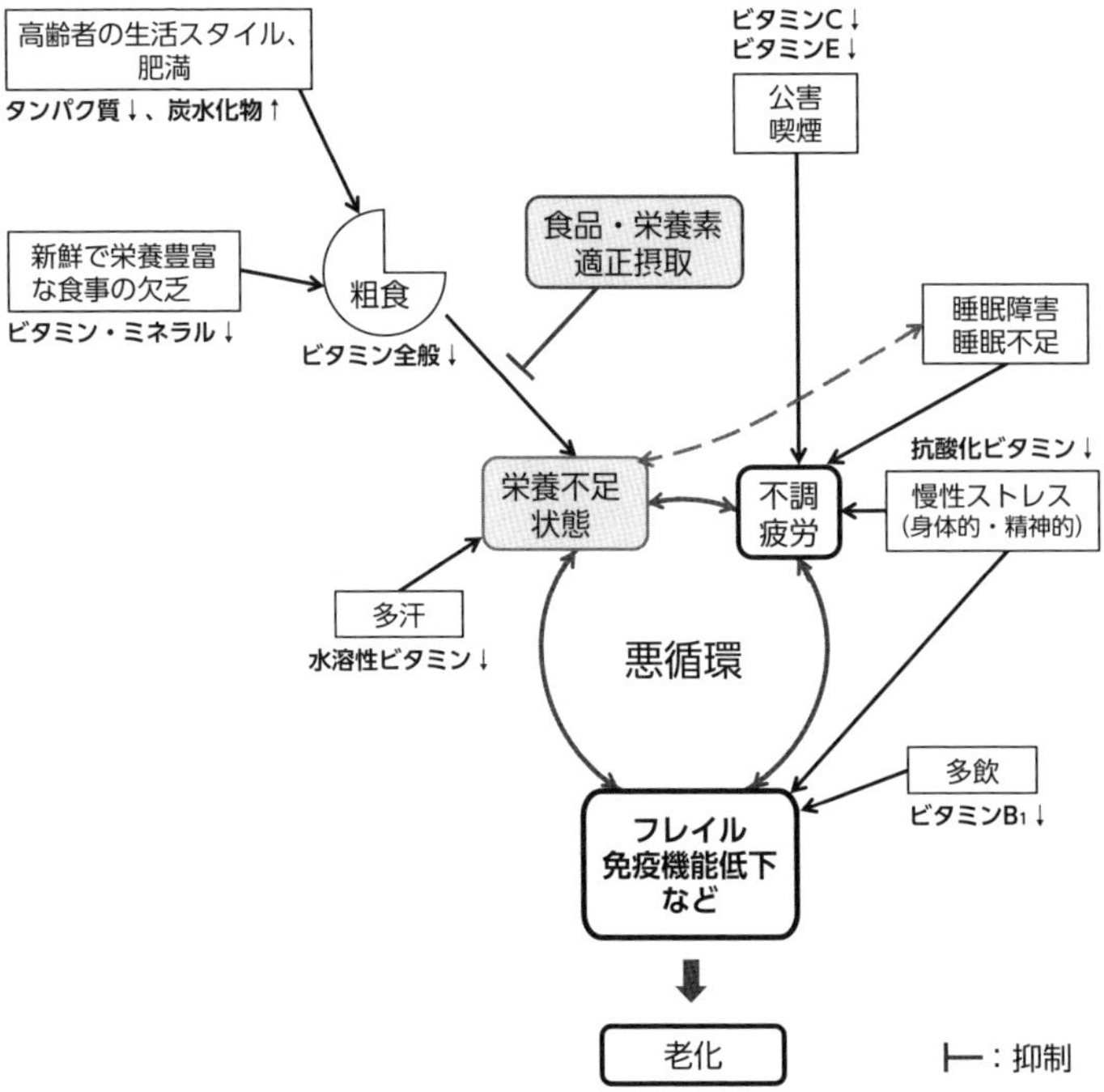

図６　高齢者の栄養不足と老化

注

＊1 Weindruch R, *"Caloric restriction and aging"*, Sci Am, 274(1), 46-52, 1996.

＊2 Kobayashi S, et al. *"Diet with a combination of high protein and high total antioxidant capacity is strongly associated with low prevalence of frailty among old Japanese women:* a multicenter cross-sectional study." Nutr J, 16(1):29, 2017.

＊3 Tucker LA, *"Physical activity and telomere length in U.S. men and women:* An NHANES investigation" Prev Med,100, 145-151, 2017.

＊4 Lee D, et al. *"Leisure-time running reduces all-cause and cardiovascular mortality risk"*, J Am Coll Cardiol, 64(5), 472-481, 2014.

＊5 Svensson T, et al. *"The association between habitual sleep duration and Mortality according to sex and age: The Japan Public Health Center-based prospective study."*, J Epidemiol, 31(2), 109-118, 2021.

＊6 Xie L, et al. *"Sleep Drives Metabolite Clearance from the AdultBrain"*, Science, 342, 373-377, 2013.

＊7 Sämann PG, et al. *"Development of the brain's default mode network from wakefulness to slow wave sleep"*, Cereb Cortex, 21, 2082-2093, 2011.

第2章　老化の基礎知識

老化のメカニズム

老化の定義

老化とは、加齢に伴う全身の能力の低下であり、広辞苑では「年を取るにつれて生理機能が衰えること」と記載されています。

専門的にいうと、「老化とは、心身機能の進行性の衰退をもたらし、結果として死の危険を増大させるような現象である。」（イギリスの生物学者メイナード・スミス）または、「老化とは、外傷、疾病、環境リスク、あるいは不健康な生活習慣の選択といった要因が存在しなくても、時とともに臓器の機能が不可避的に低下することである。」（『高齢者医療メルクマニュアル』福島雅典）と定義されています。

いずれにしろ、老化には死や病気などに近づくネガティブな意味合いが感じられます。

老化と加齢との関係

従来の老化に対する考え方では、年を取ること（加齢）は、すなわち、生理機能が不可逆的に低下することと捉えられていました。しかし、最近ではこの意味合いが少し変化して、加齢が必ずしも老化（生理機能の衰え）とはつながらない面もあることが指摘されています。つまり、加齢が即、老化でない面もあることが分かってきているということです。

１００歳になってもピンピンしている人もいれば、50～60歳でガタがきている人もいることから、老化すなわち加齢に伴う生理機能の低下は、一律でなく、［図７］に示すように個体差による大きなばらつきがあると考えられます。老化速度が最も速いヒトは太線のように急激に下がりますし、最も遅いヒトは点線のようにゆっくりと下がります。抗老化栄養素は、多くのヒトができるだけ点線に近づくように健康状態を引き上げて、いつまでも若々しく暮らせるようにするための栄養素と考えています。

また、最近では、老化は病気であり治療できるという考え方も発表されてきています［＊１］。老化を生理機能低下と考えれば、治療することも可能であり、その意味では老化をある種の病気として捉える考え方に賛成できます。しかしながら、老化を一般的な病気と同じ土俵に上げるとエイジズム（年齢差別）が生じますので、慎重に考えるべき課題であり、これからの議論が必要であると考えています。

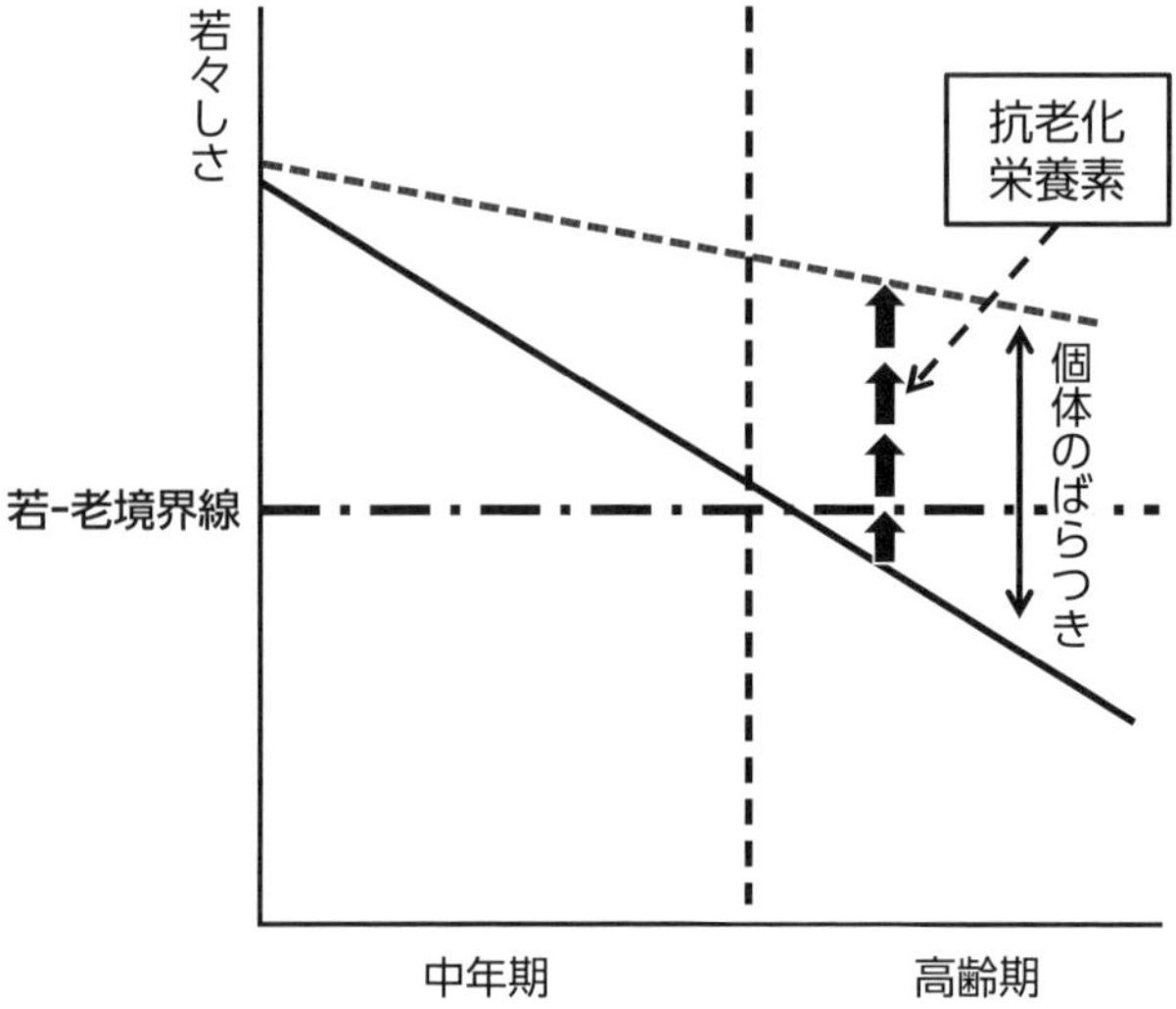

図7　老化のヒトによるばらつき

老化の原因

老化の原因はさまざまな因子が考えられ、非常に複雑です。

自動車を例にとってみると、老化はオンボロ自動車であり、至るところに錆やひびが生じ（酸化ストレス）、エンジンが効率よく活動せず（ミトコンドリア機能不全）、部品修理やタイヤ交換が正しくできなくなり（ＤＮＡ損傷、タンパク質損傷、細胞情報伝達の破綻）、ごみがたくさんたまり（老化細胞の生き残り）、修理部品も枯渇化して（幹細胞の枯渇）、鍵も壊され外部から簡単に侵入できる（免疫システムの破綻）状態であるといえます。

詳しくいいますと、老化因子は次に挙げる八つのそれぞれの因子が複雑に絡み合って、原因とも結果ともなり得て、単一ではなく複数の要因により生理現象の低下を引き起こし、老化現象の原因となっています［図８］。

①酸化ストレス

体内で酸化を促進する作用が、酸化を防御する作用より亢進して、バランスが崩れ、酸化ストレスが発生した状態。

②ミトコンドリア機能不全

体内でエネルギーを産生するミトコンドリア［＊２］の働きが弱くなり、エネルギーが不足した状態になる。

③ＤＮＡの損傷

遺伝子の情報源であるＤＮＡ［＊3］が一部損傷されて、正しくタンパク質が合成されない状態と長寿遺伝子（サーチュイン遺伝子）［＊4］の発現によるシステムの故障。

④タンパク質の損傷

生理作用の主役であるタンパク質が一部壊されて、体内の機能が悪くなった状態と不要なタンパク質を再利用するオートファジーの仕組みの不全。

⑤細胞情報伝達の破綻

細胞・臓器間の情報伝達がスムーズにいかなくなり、組織・臓器が正常に保たれなくなった状態。

⑥老化細胞の生き残り

本来、死ぬべき細胞が生き残りゾンビ細胞となり、炎症などを誘発する物質である細胞老化随伴分泌現象因子［＊5］を分泌して、からだ中に炎症が惹起される状態。

⑦幹細胞の枯渇

からだのいろいろな細胞に分化できる細胞である幹細胞が枯渇化して、組織の修復などの機能が低下。さまざまな細胞のもとになる細胞が尽きてしまう状態。

⑧免疫システムの破綻

免疫に重要な役割を果たす胸腺が、加齢とともに萎縮し破綻する。
次に、前述の老化の関与因子のうち、一般に関心度の高いものを説明していきます。

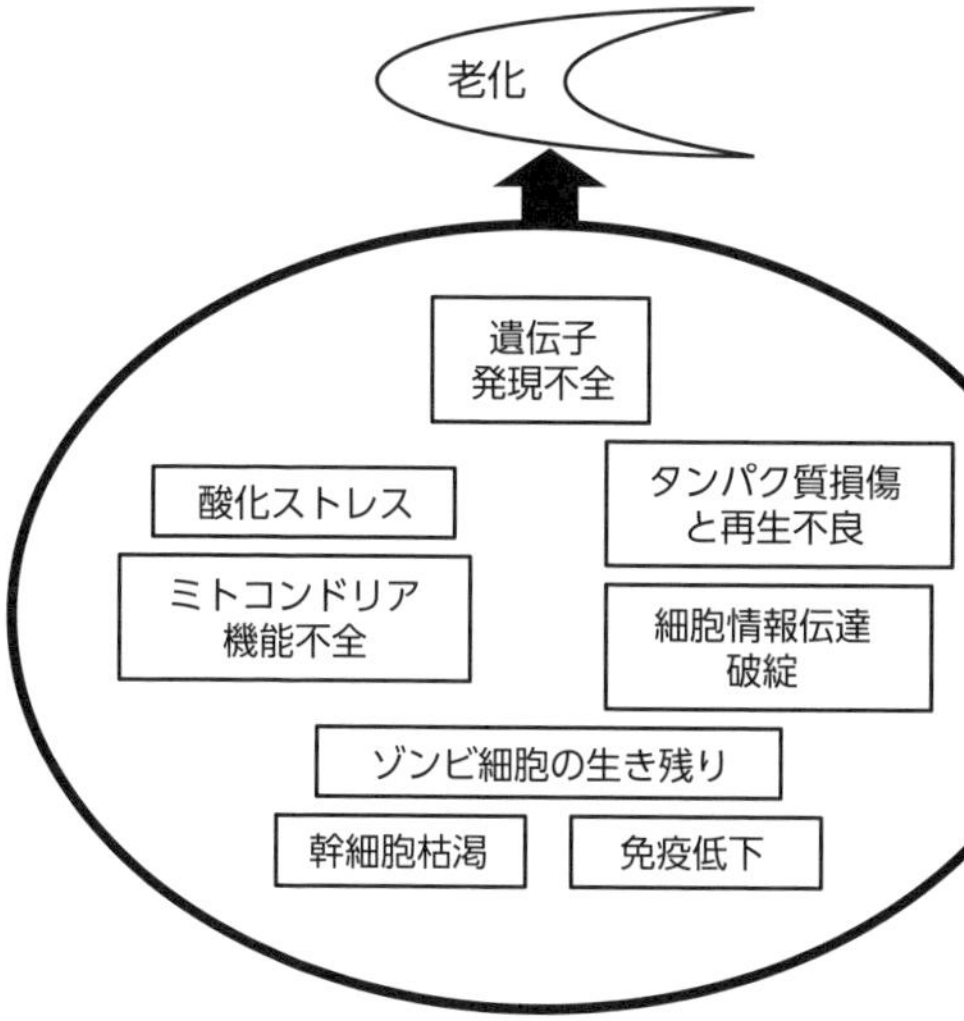

図８　主な老化の関与因子

酸化ストレス

老化の原因として、主に注目されているのは酸化ストレスです。

酸化ストレスとは、老化、偏食、ダイエット、ストレス、公害、過度の運動などにより、活性酸素や過酸化脂質が異常に産生されて、生体内において酸化促進力が抗酸化力を上回った状態、つまり、からだが錆びたような状態のことをいいます［＊6］。

［図9］に示したように、健康状態であるときは抗酸化力（酸化を防ぐ力）と酸化促進力（酸化を促進する力）が均衡を保っています。そして、酸化ストレス状態になると、抗酸化力が弱まる、または酸化促進力が増大することにより、体内が酸化促進（錆ができやすくなるような状態）されます。老化では抗酸化力が弱まった上に酸化促進力も強まり、ダブルで酸化ストレスが亢進しやすい状態となります。また、酸化ストレスが亢進すると不調状態になり、さらに生活習慣病の原因にもなります。

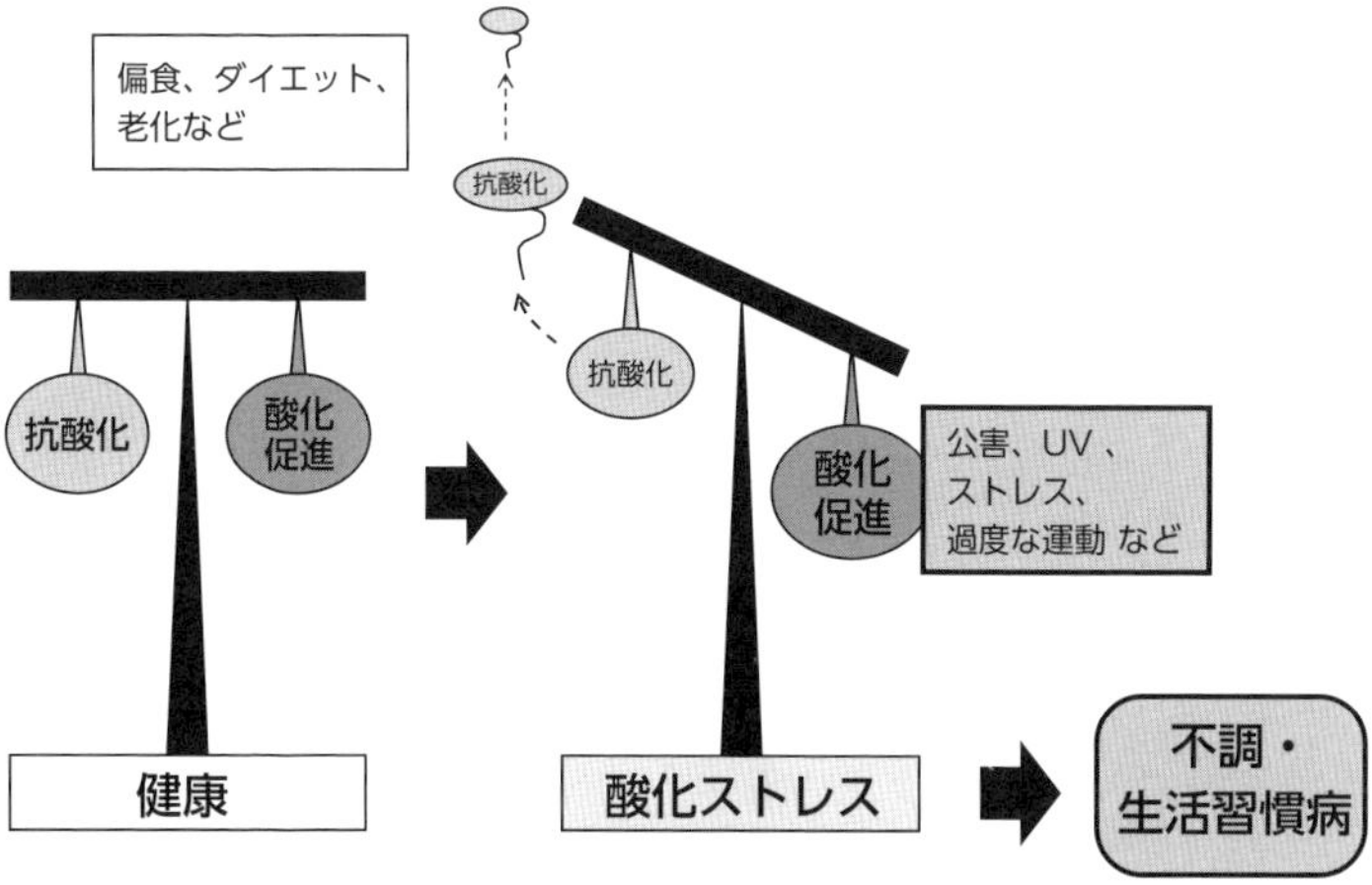

図9　健康状態から酸化ストレスへの陥入

アメリカの医学者デナム・ハーマンらは、1953年に、ミトコンドリアで産生（細胞で物質が作られること）されるフリーラジカルや活性酸素という体内の錆を増やす物質が異常に増えて、からだが酸化されることが原因で、老化が起きることを発表しています。

ここでフリーラジカル、活性酸素および過酸化脂質について説明します。通常、電子は二つが対となって一つの軌道を安定して回りますが、電子が一つしかない不対電子の場合は不安定となり、周りの物質から電子を奪って安定化しようとします。このような反応性の高い不対電子を持つ化合物をフリーラジカルと呼びます。フリーラジカルは、組織・細胞などにダメージを与えます。

酸素には通常の酸素と活性酸素があり、活性酸素とは通常の酸素よりも反応性が強い酸素および、その関連分子のことを指します。通常の酸素は、二つの酸素原子が1・207Å（オングストローム、100億分の1メートル）で結合していますが、活性酸素であるスーパーオキサイド、ヒドロキシラジカル、過酸化水素および一重項酸素は、酸素原子間の距離が1・226～1・49Åであり、広くなったり、また酸素原子の片方がなくなったりしているので、通常の酸素分子よりも、他の化学物質と簡単に反応しやすくなっています［図10］。そのため、活性酸素は、酸化されやすい脂質などと反応して、過酸化脂質を産生します。

細胞は、ミトコンドリア内での電子の流れを利用して酸素を取り込み、ATP（アデノシン三リン酸）というエネルギーを産生して生命活動を営んでいます。ここでいうエネルギーとは、アデノシンという化合物にリン酸が三つ結合し、高いエネルギーを持っている物質を指します。この過程の中で、ほとんどの酸素はATPを産生することに利用されますが、2～3％の酸素はミトコンドリアから漏れ出た電子により活性酸素に変わるとされています。

過酸化脂質とは生体内のコレステロール、中性脂肪、リン脂質などといった脂質が、活性酸素によって酸化されたものの総称で、過酸化脂質の蓄積が生活習慣病の原因になります。また、活性酸素や過酸化脂質はDNAやタンパク質を傷害し、さらにタンパク合成や酵素反応を障害して、生体に対して害を与えます。つまり、加齢とともに活性酸素が体内に蓄積すると、過酸化脂質も蓄積されて生体内の酸化促進・抗酸化のバランスが崩れ、生体系は酸化促進に傾き、酸化ストレスが亢進してしまうのです。

　酸化促進する因子は、主として活性酸素種・過酸化脂質などで、酸化を抑制する抗酸化因子としては、活性酸素種・過酸化脂質などを捕捉・分解する抗酸化酵素である血中グルタチオンペルオキシダーゼ、スーパーオキサイドディスムターゼ、チオレドキシンレダクターゼ－1などがあり、生体内抗酸化物質としてはアルブミン、尿酸、ビタミンA、ビタミンE、ビタミンC、ビタミンK、コエンザイムQ10などとなっています。

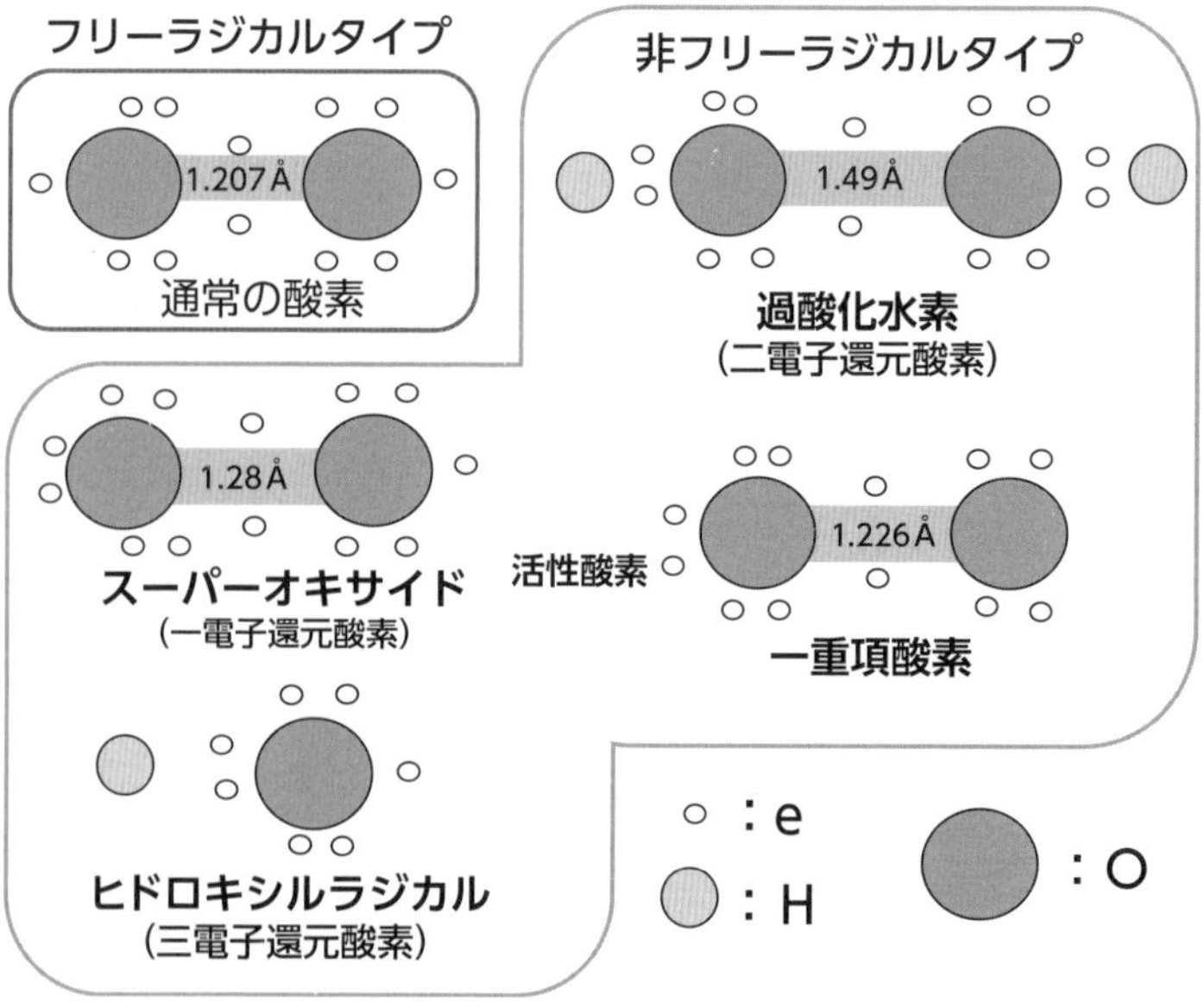

図 10　通常の酸素と活性酸素

長寿遺伝子の不安定化

長寿遺伝子（サーチュイン遺伝子）とは、１９９９年にマサチューセッツ工科大学の教授レオナルド・ガレンテらによって発見された老化を遅らせる遺伝子です［＊7］。細菌から哺乳類まで持ち、サーチュインというヒストン脱アセチル化酵素を作る遺伝子です。

ここで遺伝子の発現についてまとめていきます。遺伝子の発現機構は、基本的には、セントラル・ドグマ説（「ＤＮＡ（デオキシリボ核酸）→［転写］→ｍＲＮＡ（メッセンジャーリボ核酸）→［翻訳］→タンパク質→形質発現」）にのっとり、ＤＮＡの情報をＲＮＡに転写（ＤＮＡの塩基配列を基にＲＮＡが合成される過程）して、翻訳という過程を経て、リボゾームでタンパク質を作ることです。ＤＮＡに組み込まれた遺伝情報が、最終的に細胞の形質や機能となって現れます［図11］。

細胞内の核内ＤＮＡ、染色体などを見ると、［図12］のようになっています。核内ＤＮＡは、ヒストンという円盤状のタンパク質に巻き付いてクロマチンを形成しています。クロマチンを構築する基本構造はヌクレオソームといわれ、４種類のコアヒストンが2コピーずつ集まって八量体を形成します。

遺伝子が発現するには、クロマチンの構造の状態が重要となります。クロマチンの構造には、ヘテロクロマチン（凝集したクロマチン）とユークロマチン（緩んだクロマチン）があり、遺伝子の転写はユークロマチンでは活性化されます。ユークロマチンの状態では、RNAポリメラーゼがDNAと接触しやすいので、転写の過程が開始します。ゲノム（遺伝情報）の話は非常に複雑ですので、詳しく知りたい人は、数多くある分子生物学などの成書で勉強することをおすすめします。

サーチュイン酵素はDNAが巻き付く芯となるヒストンのテール（しっぽ）部分のアセチル基を外して、ヒストンとDNAの結合に作用して、ユークロマチンからヘテロクロマチンに変化させて、DNAから情報を読み取る引き金となるRNAポリメラーゼが結合することを防いで、遺伝子の活性化を制御し、DNAの傷害を抑制し、遺伝子を安定化させます［図13］。

老化では長寿遺伝子が不安定化しますので、その遺伝子を安定化することは長寿につながるといえるでしょう。

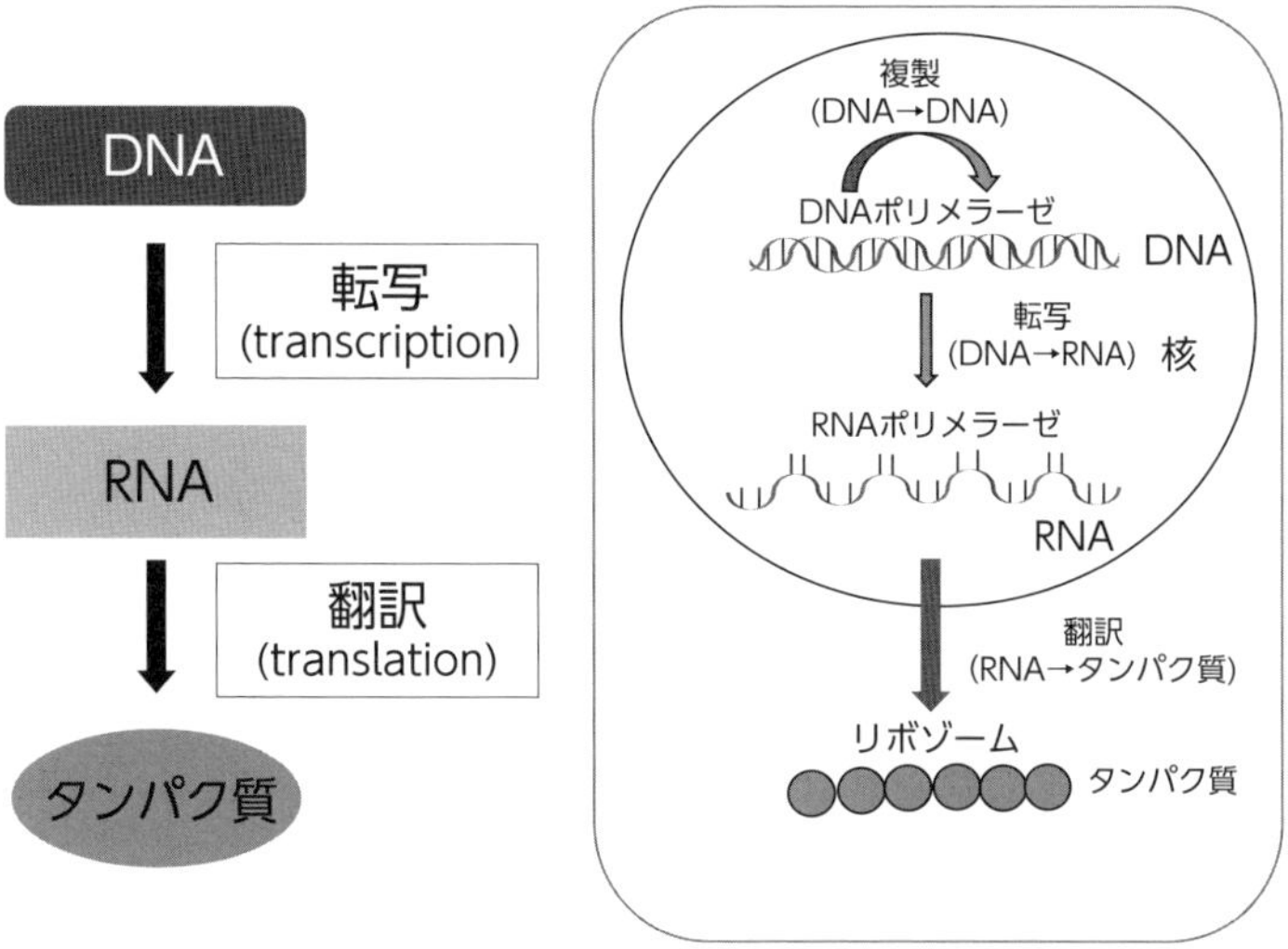

図11　セントラルドグマ(遺伝子発現機構)

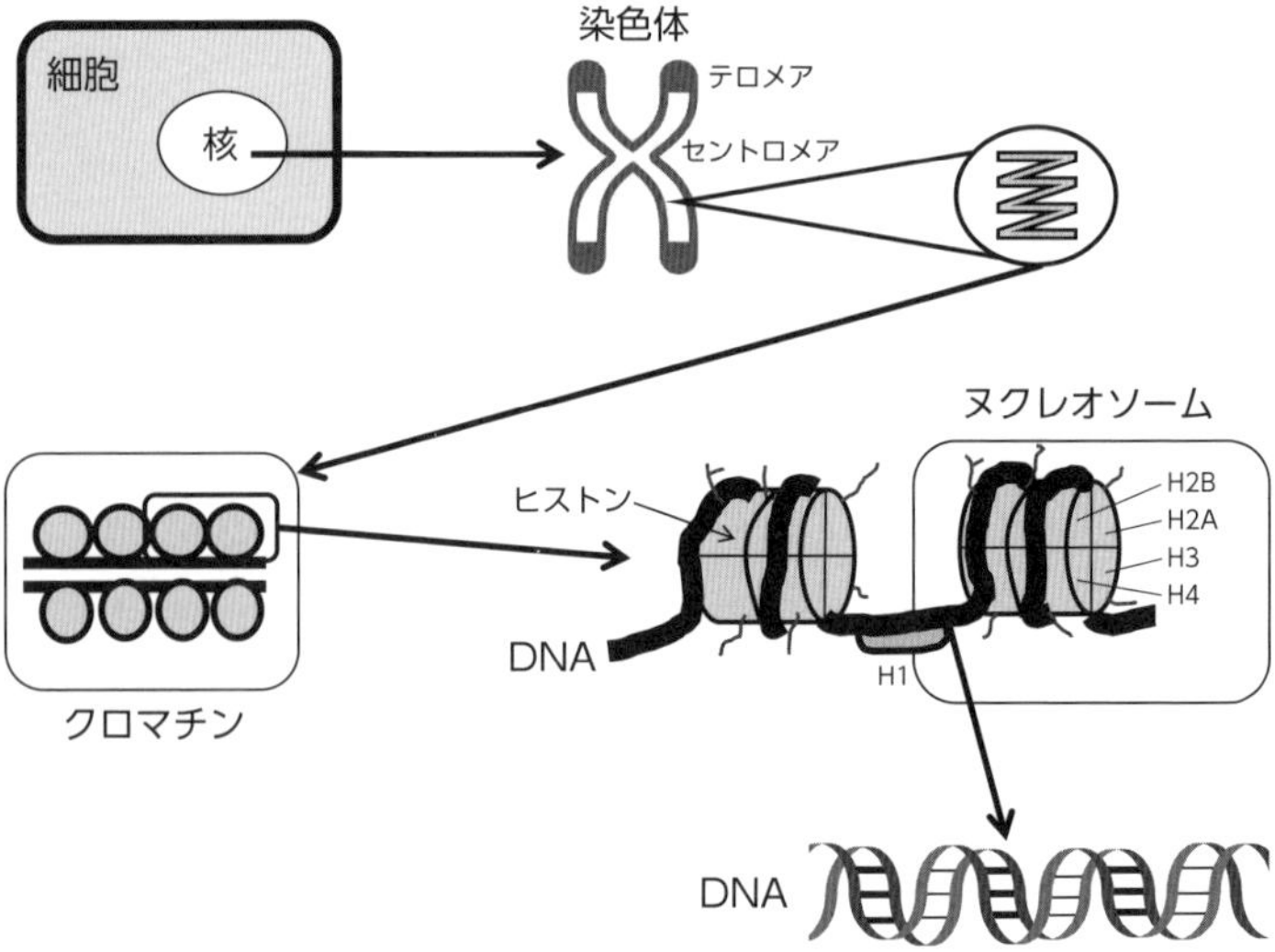

図 12　染色体の微細構造

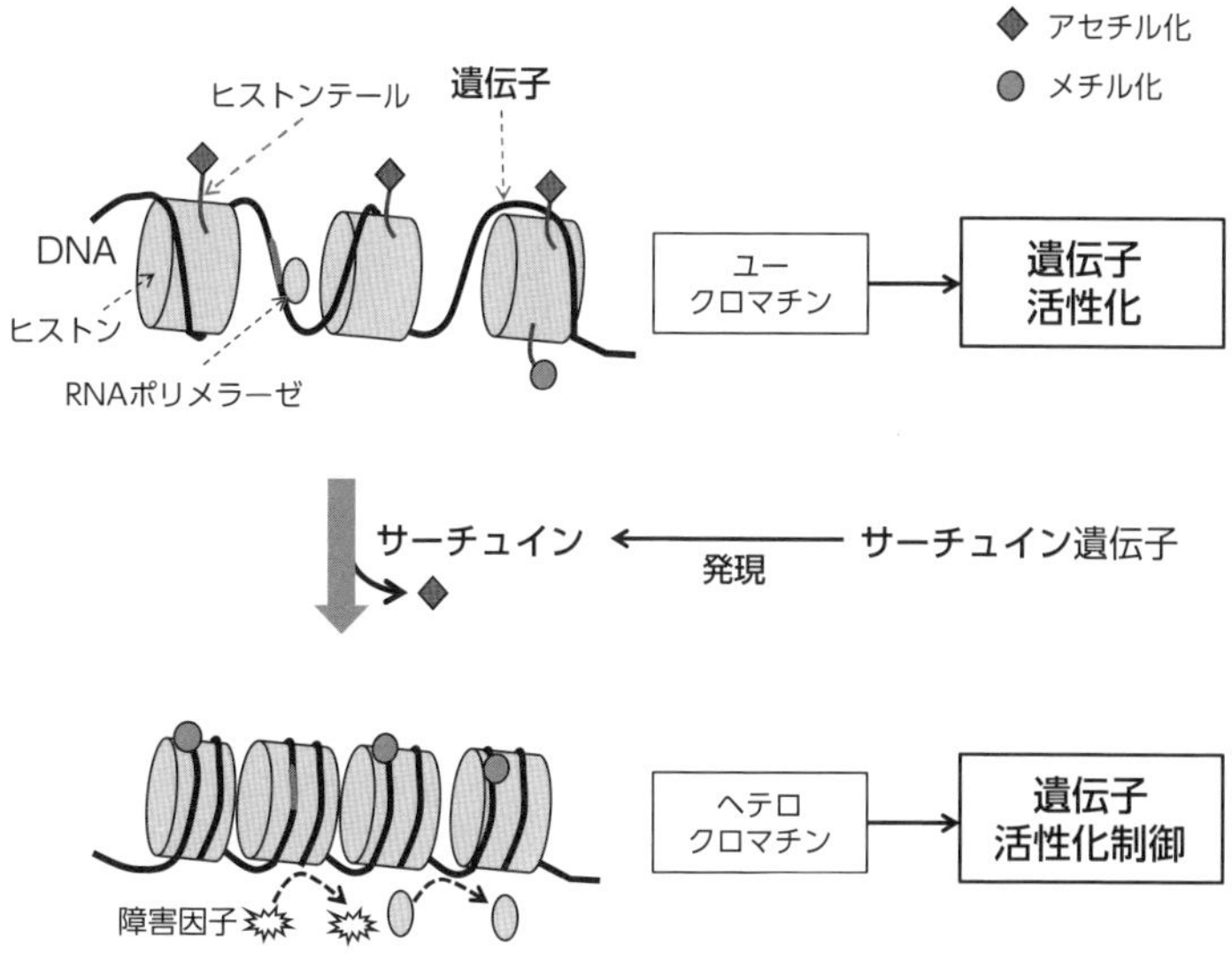

図 13　サーチュインの遺伝子活性化制御機構

オートファジー機能の低下

オートファジー（Autophagy）とは、auto（自分自身）とphagy（食べること）が合わさった造語であり、ノーベル賞学者である大隅良典先生により出芽酵母で発見されました。細胞内でタンパク質を分解して、再利用系へ渡し、細胞の恒常性を保つシステムの一つです。

このシステムは、異常なタンパク質・過剰なタンパク質が細胞内に蓄積したときや、栄養環境が悪化したときなどに、細胞内のタンパク質をリサイクルしたり、細胞質内に侵入した病原体を排除したりします。これは酵母からヒトに至るまでの真核生物［＊8］すべてに見られるシステムです。

オートファジーとは、異常・過剰なタンパク質や機能しなくなったミトコンドリアが細胞内で蓄積したときに、隔離膜が形成され伸長し、ターゲットを包み込んでファゴソームとなり、さらに結合したリソソームが加水分解酵素を出し、不要になったタンパク質を分解し、アミノ酸を再利用する仕組みです。また、タンパク質が欠乏するなどの飢餓状態では、細胞内のタンパク質を分解して再利用します［図14］。

加齢とともに、オートファジーの機能を抑制する負の制御因子ルビコンというタンパク質が蓄積され、オートファジー活性は低下して循環器疾患、筋骨格疾患、がん、脳神経疾患、感覚器疾患などの加齢性疾患に罹りやすくなることも分かっています［＊9］。

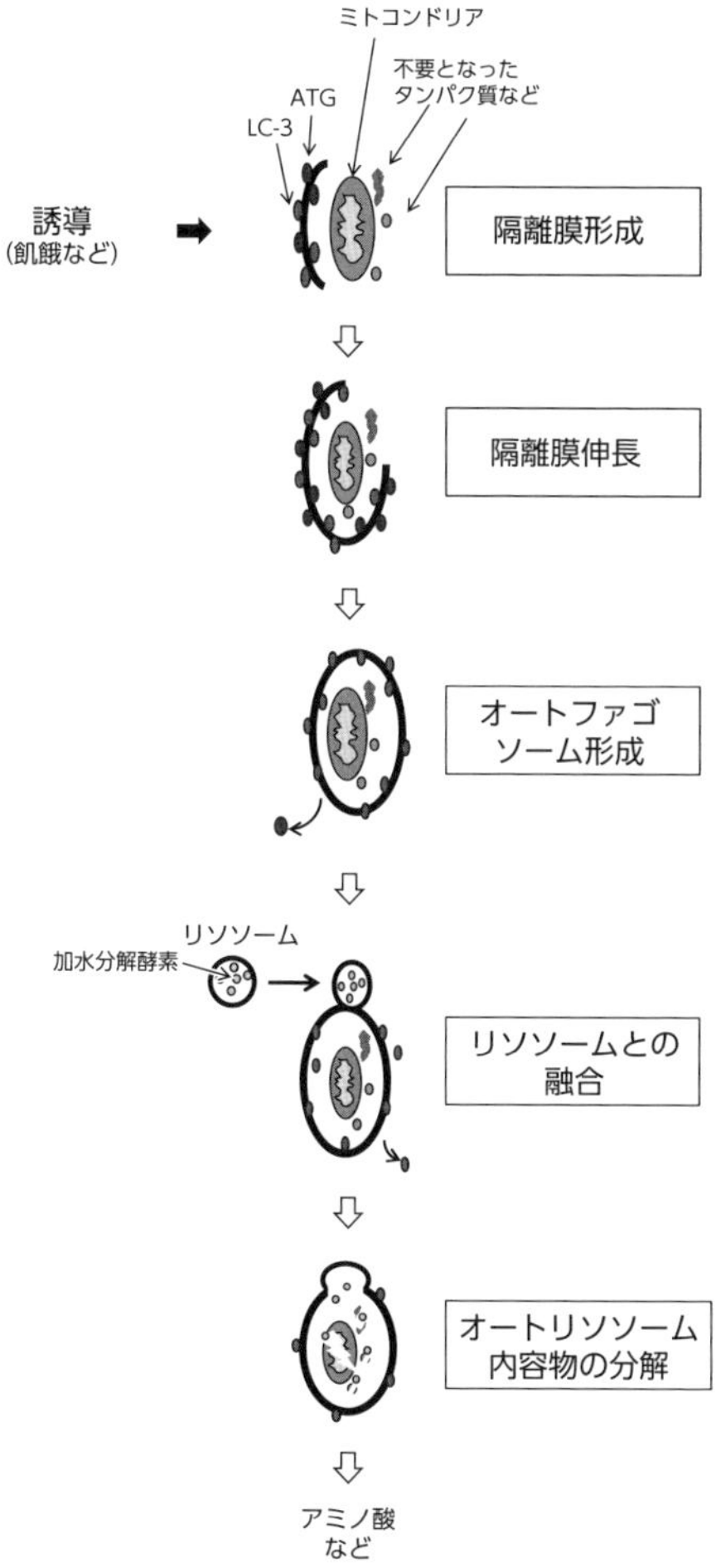

LC-3：Microtubule-associated protein 1 light chain 3
ATG：Autophagy related gene

図14　オートファジーの過程

テロメアとゾンビ細胞

老化に伴い、細胞の中に保存されている染色体の先端部分に存在するテロメアを伸長するテロメラーゼが低下し、細胞分裂ができなくなったり、DNAやタンパク質などに蓄積する構造的なエラーがゲノム（遺伝情報）を不安定化したり、DNAやタンパク質などの分子間架橋が蓄積したりします。分子間架橋とは分子間で橋を架けたように結合して、物理的・化学的性質を変化させることをいいます。

テロメアは、真核生物の染色体の末端部にある構造で、染色体末端を保護する役目を持ちます。加齢に伴い、テロメアが短くなると細胞分裂できなくなることから、生体の寿命に関連していると考えられています。

テロメラーゼとは、テロメアを伸長させる反応を触媒する酵素のことです。がん細胞などはテロメラーゼを常時発現しているので、細胞が何度でも繰り返して分裂可能になる不老不死であるといわれています。

加齢に伴い、ミトコンドリアのDNAの変異が多くなり、中枢機能の低下によりからだのホメオスタシス（恒常性）が変化したり、高血糖がタンパク質を非酵素的に糖化させたり、テロメアが消耗したり、ゾンビ細胞と呼ばれる老化細胞の蓄積による炎症の高まりなどが起こります。

ゾンビ細胞とは、細胞分裂はストップするが、死にもしないで、臓器に居座り、炎症を起こすシグナルを出して、周囲の細胞の老化を加速させる細胞老化随伴分泌現象［＊10］を引き起こし、組織や臓器の機能を低下させる細胞であり、加齢性疾患の原因の一つとなります［＊11］。

老化による身体構成物質の変化

水分（細胞内液）の低下

からだの総水分量は、体重の約60％であり、その内訳は、細胞内に存在する細胞内液に40％、細胞の外に存在する体液である細胞外液に20％（間質液15％、血漿5％）となります。間質液とは、細胞と細胞の間に存在し、細胞を浸す液体のことを指します。

からだの水分量は加齢とともに変動し、高齢者では50～55％となります。その主な理由は、加齢に伴う基礎代謝量の低下、水を蓄えるための筋肉量の減少、腎臓における水の再吸収機能（水を再び吸収し、体内に戻す過程）の低下、のどの渇きの感覚の鈍化などがあります。

腎臓の糸球体でろ過された尿、つまり原尿は、健常な人では1日およそ150ℓですが、実際の尿は1・5ℓ程度ですから、99％は尿細管から再吸収されることになります。しかし、加齢とともにこの再吸収率が悪くなり、体内の水分保持ができなくなってしまうのです。

また、脳では水分が約80％を占めていますので、からだから水分がわずか1～2％減っただけでも意識レベルが低下し、思考力や記憶力が落ちてしまい、正常に機能しなくなってしまいます。

ＷＨＯ（世界保健機構）やアメリカ、ヨーロッパなどでは、高齢者の給水量は１日に２〜３ℓが推奨されています［＊12］。しかし、日本ではきれいな水が比較的入手しやすいので、水を栄養素と捉えていませんし、給水推奨量などのデータはほとんどないのが現状です。

水は排出された量だけ飲むのが好ましく、１日２〜３ℓ排泄されますので、これと同量を数回に分けて、飲むことが好ましいでしょう。

私は、朝・昼・夕・就寝前と分けて、トータルで１日３ℓほどの水を飲むようにしています。

タンパク質の低下と異常タンパク質の増加

加齢とともに、アミノ酸からタンパク質を合成する活性が低下し、全般的に組織の細胞数が減少することより、タンパク質の割合は減少します。タンパク質量の低下により、骨格筋・心筋・平滑筋などの筋肉量が減少して、フレイルになり、内臓タンパク質も減少して臓器障害を引き起こします。さらに、免疫関連細胞の機能が不全になり、感染症などに罹りやすくなります。

また、活性酸素によるタンパク質傷害が亢進して代謝回転が低下し、異常タンパク質が増加、それが循環器疾患、筋骨格疾患、がん、脳神経疾患、感覚器疾患など加齢性疾患の原因となります。代謝回転とは、生物を構成している細胞や組織が、酵素により生体分子を合成し、一方で分解していくことで、バランスを保ちながら、新旧の分子が入れ替わることを指します。代謝回転の低下とは、活性酸素などにより、タンパク質である酵素が障害されて新旧の交代がうまくいかなくなり、その結果、異常なタンパク質の蓄積が多くなることです。

[図15]に示したように、若いときはタンパク質の合成と分解の調節がうまく働き、異常タンパク質はアミノ酸に分解され、異常タンパク質は少ないのですが、高齢になると、タンパク質の合成と分解の処理能力も衰え、多量な活性酸素により異常タンパク質が蓄積してしまいます。

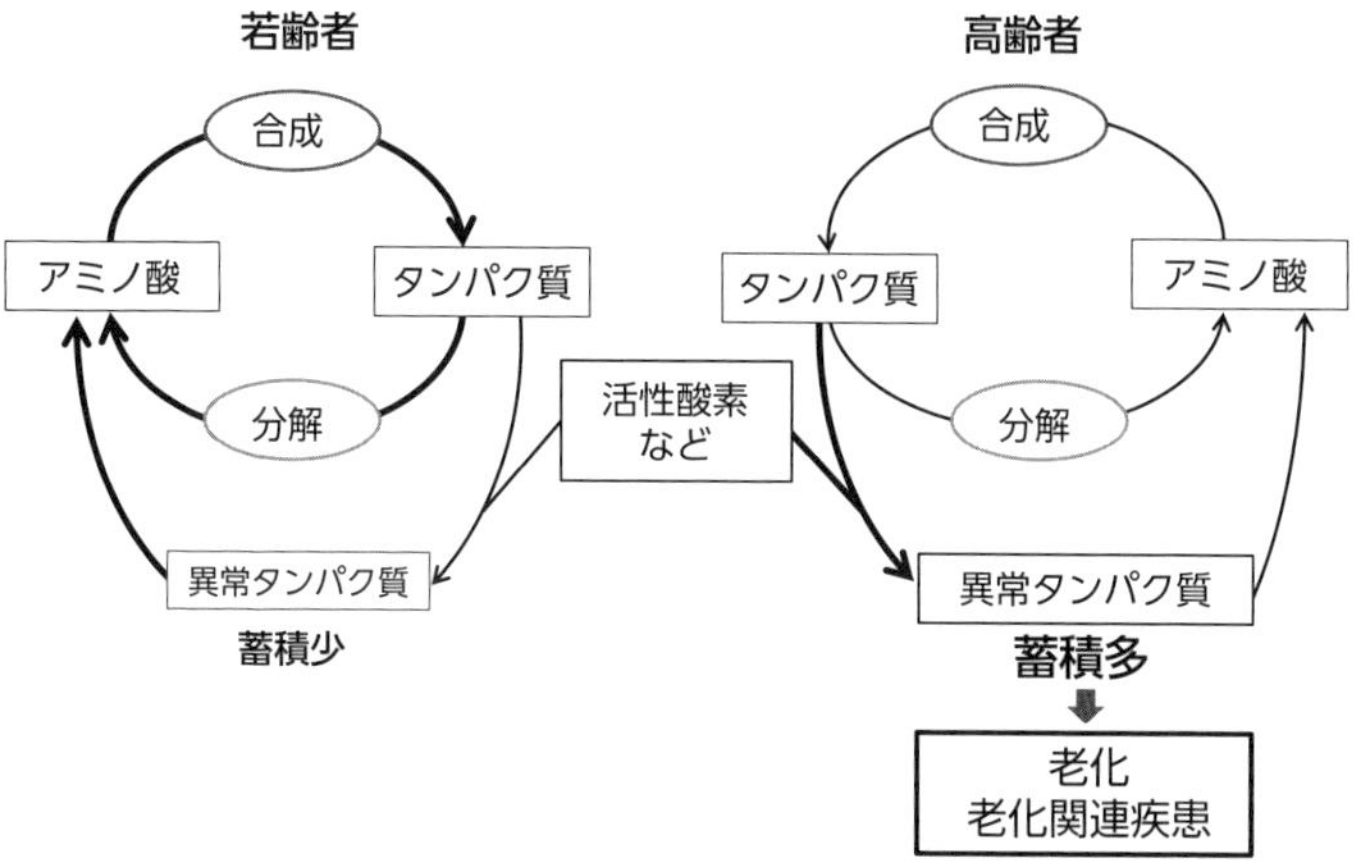

図 15　老若におけるタンパク質代謝回転の違い

内臓脂肪の増加

20歳から70歳にかけて、体重から脂肪を除いた除脂肪体重は40％ほど減少し、その分、脂肪量は増加していきます。しかし、70歳代を超えるころには脂肪も減少する傾向にあるようです。腹部など、からだの中心部の脂肪に比較して、末梢の脂肪は減少します。

また、胃、腸などの臓器の周りにつく内臓脂肪に関しては加齢に伴い増加し、特に女性では顕著です。

この内臓脂肪の蓄積は、肥満、高血圧、循環器病などの生活習慣病の原因となりますので注意が必要です。

老化による身体機能の低下

筋肉の減少、筋力の低下

加齢とともに筋肉が減少し、筋力が低下しますが、第1章で解説したように、これをフレイルと呼びます。フレイルに近似する状態に、サルコペニア、ダイナペニア、ロコモティブシンドロームなどがあります。サルコペニアはSarco（筋肉）とpenia（減少）の造語で筋肉量が減少する状態であり、ダイナペニアは筋力が低下することを指します。ロコモティブシンドロームとは、代謝系の障害であるメタボリックシンドロームに対して、運動器の障害につけられた言葉です。

フィジカル（身体的な）フレイルには、「食欲低下・摂取量の低下→低栄養→サルコペニア（筋肉量の減少）→疲労・筋力低下→身体機能低下→食欲低下」となる負の連鎖であるフレイルサイクルが知られています［図16］。サルコペニアから活力が低下して疲労が重なり、筋力が低下し歩行速度などの身体機能が低下し、活動度の低下などからエネルギー消費の低下に拍車をかけてフレイルが進みます。このようなフレイルサイクルを止めて、健康な状態に戻すためには、タンパク質・ビタミン・抗酸化栄養素が必要です。なお、身体機能の低下や筋肉が損傷した場合は、筋肉組織にあるサテライト細胞という幹細胞が筋肉細胞に分化し、筋肉を回復させることが可能ですので、適度な運動を行うことも必要です。

フレイルの3大特徴は、①加齢による脆弱性、②要因の多面性、③予防・治療による可逆性です。フレイル要因の第一は加齢、つまり老化ですが、栄養、疾病、生活習慣などの身体的・精神的・社会的要因などの多くの要因が絡み合っています。

また、認知症などは精神的フレイルの一種と考えられています。脳は脂質が多く（全体の約55％）、エネルギー代謝も活発であり、酸化ストレスが亢進しやすい臓器です。老化とともに活性酸素が多量に生成されると酸化ストレスが亢進し、高齢者では、認知症、特にアルツハイマー病のリスクが高まります。アルツハイマー病の要因は、種々ありますが、主に酸化ストレスとの関係が深いといえるでしょう。

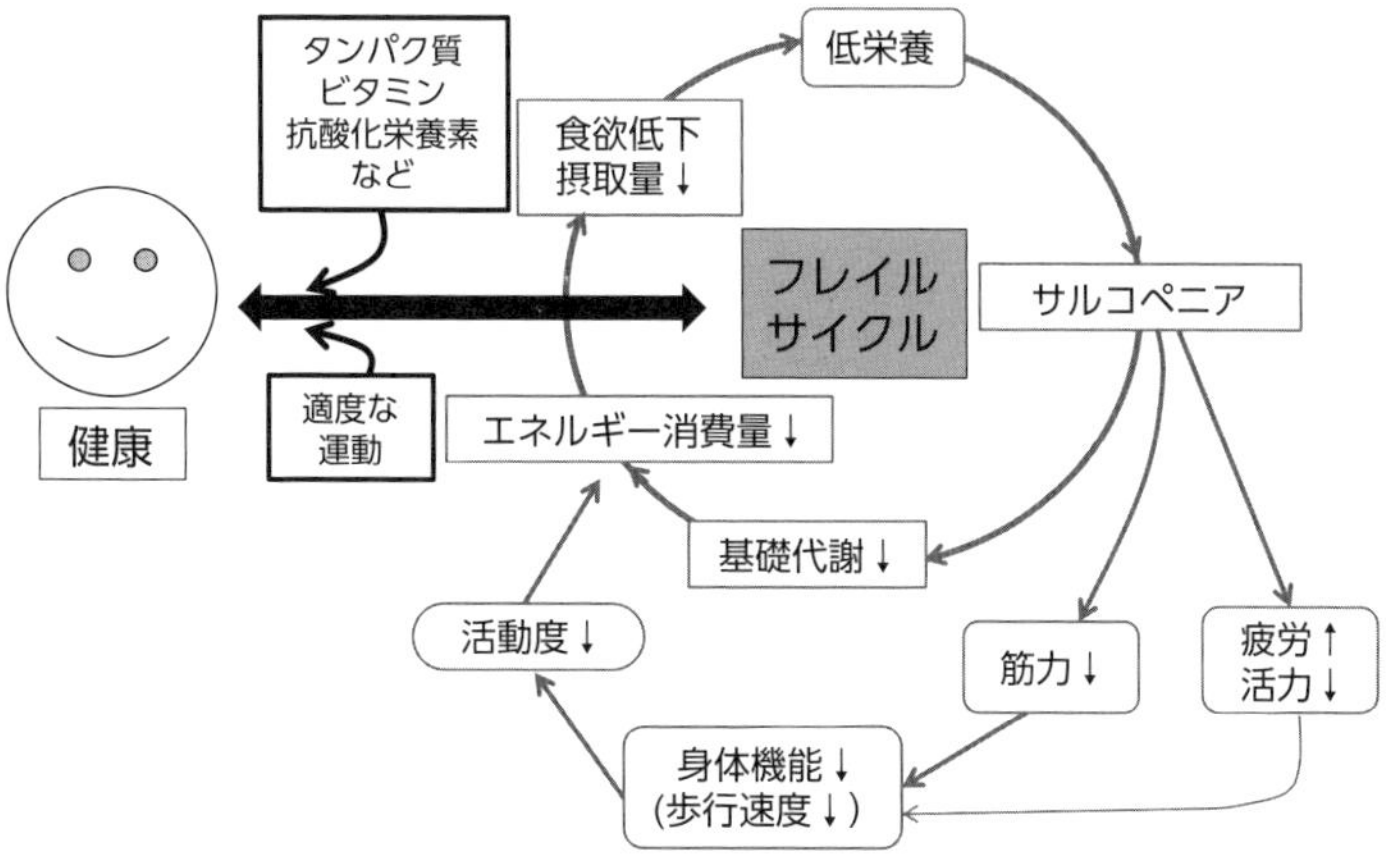

図16　フレイルサイクルと健康

味覚機能・嚥下機能の低下

食べ物の味を最初に捉えて信号を送るのは舌表面にある「味蕾《みらい》」です。味蕾とは味細胞の集まりで舌や口の奥にある器官です。味蕾でキャッチされた刺激は、味蕾の中の味細胞を通して、味覚神経細胞に伝わります。

味細胞には、基本五味と呼ばれる甘味、塩味、苦味、酸味、旨みを感じ取る働きがあります。以前は、舌の部位で味蕾ごとに分担しているとされていましたが、現在では、一つの味蕾で基本五味を捉えるとされています。

味蕾の数は、60歳を超えると若いとき（0～20歳）に比べ約4割減となります。さらに、唾液分泌量の減少、ドライマウスなども加わり、味覚障害が生じます。ドライマウスとは、口腔乾燥症とも呼ばれ、いろいろな原因で唾液腺の機能が異常になり、唾液の分泌が低下して、口の渇きを持続的に示す病態を指します。

基本五味の中で、加齢とともに低下するのは、塩味と甘味です。したがって、高齢者は味付けで塩分または糖分過多となり、結果として高血圧、糖尿病などに罹りやすくなります。なお、旨みは日本人が外国人に比べて感じる能力が高いことが知られています。

また、嚥下機能の低下にも注意が必要です。嚥下とは食べ物を飲み込む動作で、口腔期、咽頭期および食道期に分けられます。

口腔期で、食べ物を口腔内にためて唾液とともに食塊（食べ物のかたまり）にし、嚥下反射により舌で食塊を咽頭へ運びます。

咽頭期では、鼻腔と口腔を遮断して声紋を閉鎖して咽頭蓋を下げ、気管の入口を閉鎖します。

さらに、食道期では食道の蠕動《ぜんどう》運動で胃に食塊を送ります。

加齢により、全身の水分量の減少や、ホルモンバランスの変化により唾液量が低下します。さらに、舌の運動機能や「のどぼとけ」を吊り上げている筋肉群（咽頭挙上筋群と口腔底筋群）の減少もあり、摂食嚥下障害、つまり食物が気管に入り込みやすくなり、誤嚥しやすく誤嚥性肺炎などを引き起こす危険性があります。

なお、舌は筋肉そのものであり、老化により舌の後方運動が衰えます。舌の老化予防には、「あいうべ体操」［＊13］などによる舌の運動機能の改善が注目されています。

消化・吸収機能の低下とピロリ菌感染

食べ物は口から入り、消化管（食道、胃、小腸および大腸）で必要な栄養素（水も含む）が吸収されます。咀嚼された食べ物は唾液により食塊になり、食道の蠕動運動により胃に送り込まれます。胃では、食塊は強酸やタンパク質を分解するペプシンという酵素により液状化され、小腸に送り込まれます。小腸では消化酵素が分泌され、栄養分が消化・吸収されます。

加齢とともに、消化酵素を分泌する細胞数が減り、その機能も低下し、消化管粘膜も減り、さらに消化管の蠕動運動も弱くなります。これらの結果として老化に伴い、胃もたれ、下痢、便秘などが生じやすくなります。

また、高齢者では消化吸収機能の低下に加えて、ピロリ菌感染に伴う胃炎が問題になります。ピロリ菌とは胃酸を中和することで胃の中でも生き伸びることができる菌ですが、病原因子を含み慢性胃炎、胃潰瘍、胃がんの原因にもなります。年齢とともに感染率も上昇し、75歳以上の日本人では約7割が感染しているという報告があります。

代謝機能の変化

基礎代謝とは、覚醒状態で人間の生命活動を維持するために最低限必要なエネルギーです。年齢別による推定エネルギー必要量を［表1］に示します。

一般的に加齢に伴って基礎代謝量は低下します。その主な理由として、骨格筋などの除脂肪量（全体重のうち、体脂肪量を差し引いた重量で、筋肉や骨、内臓などの総量）の低下が挙げられます。このことは活動時のエネルギー代謝量が低くなることにもつながります。

また、活動量の低下など、その他複数の要因が組み合わさり、総エネルギー消費量（24時間相当）も加齢に伴い低下します。

表1　推定エネルギー必要量

(kcal/日)

性別	男性			女性		
身体活動レベル	Ⅰ	Ⅱ	Ⅲ	Ⅰ	Ⅱ	Ⅲ
0～5(月)	－	550	－	－	500	－
6～8(月)	－	650	－	－	600	－
9～11(月)	－	750	－	－	650	－
1～2(歳)	－	950	－	－	900	－
3～5(歳)	－	1300	－	－	1200	－
6～7(歳)	1350	1550	1700	1250	1450	1650
8～9(歳)	1600	1850	2050	1450	1700	1900
10～11(歳)	1950	2200	2450	1850	2100	2350
12～14(歳)	2300	2600	2900	2100	2400	2650
15～17(歳)	2500	2800	3150	2050	2300	2550
18～29(歳)	2300	2650	3050	1750	2000	2300
30～49(歳)	2300	2700	3050	1750	2050	2350
50～64(歳)	2200	2600	2950	1650	1950	2250
65～74(歳)	2050	2400	2750	1550	1850	2100
75以上(歳)	1800	2100	－	1400	1650	－
妊婦(付加量)　初期				+50	+50	+50
妊婦(付加量)　中期				+250	+250	+250
妊婦(付加量)　後期				+450	+450	+450
授乳婦(付加量)				+350	+350	+350

レベルⅠ：低い　レベルⅡ：ふつう　レベルⅢ：高い

出典　日本人の食事摂取基準(2020年版)

破骨細胞と骨芽細胞の活性バランス崩壊

骨の代謝とは破骨細胞が古い骨を壊し、骨芽細胞がその欠失部分に新しい骨を作る新陳代謝であり、骨のリモデリングといわれています。

骨へのカルシウムの沈着には、骨芽細胞によるコラーゲンとフィブリル（構造的な生体材料）の細胞内生合成が関与しています。

骨破壊では、破骨細胞から遊離されるタンパク質とリソソーム酵素が骨のミネラルを溶解して構造を壊します。骨のカルシウムの沈着と破壊は、骨表面における骨芽細胞と破骨細胞の活性のバランスの変化により生じます。

加齢に伴い、破骨細胞と骨芽細胞のバランスが崩れて、骨を壊す活性が新しい骨を作る活性を超えるために、骨量が減少していきます。骨量の減少に伴い、骨の密度（骨密度）も低下していきます。骨密度の低下が進むと、背骨や腰に違和感が出て、日常生活に支障をきたしてしまいます。

血管の硬化

人体の最大の臓器といわれる血管は、老化して数々の加齢性疾患の原因になります。その代表例として、動脈硬化があります。動脈硬化とは動脈の血管が硬くなって弾力性が失われ、血管の内側にプラーク（脂質のかたまり）がついたり、血栓が生じたりして血管が詰まりやすくなります。その原因の一つに脂質の酸化があります。

また、毛細血管にも注意が必要です。毛細血管は血管全体の約99％を占め、すべてをつなげると約10万キロメートルにもなり、ほぼ地球2周半となります。

毛細血管には、①全身の細胞に酸素を届けて炭酸ガスを回収し、②栄養素を届けて老廃物を回収し、③免疫細胞を感染場所などに運び、④ホルモンを運び、⑤体温を一定に保つなどの機能があります。

老化とともに毛細血管が障害され、血液が通らない「ゴースト血管」になり、やがて消え去ってしまうこともあります。

毛細血管が減少しますと、ガス交換、栄養分の受け渡しがうまくいかず、生活習慣病などになり老化が加速されてしまいます［＊14］。

呼吸機能の低下

肺は皮膚と同様に老化による影響が出やすい臓器であり、老化するとピークフロー（力いっぱい吐いたときの吐いた息の最大スピード）の低下、ガス交換の減少、肺活量の減少、呼吸器の筋力低下、肺の防御機能の減弱などが知られています。1秒率（深く息を吸って一気に吐き出した空気量に対して最初の1秒間で吐き出した量の割合を示したもの）は20歳前後をピークにして年齢とともに下がります。

ガス交換に関しては、外呼吸と内呼吸があります。外呼吸とは肺胞と血液との間の酸素と二酸化炭素のガス交換であり、内呼吸とは末梢の毛細血管と組織の間のガス交換です。どちらの機能も老化とともに衰えてきます。

加齢により、動脈血炭酸ガス圧は変化しませんが、動脈血酸素濃度（PaO_2）が下がることが知られており、ガス交換が十分に行われていないことが分かります。

肺活量は加齢とともに減少傾向ですが、これは主に残気量（息を最大限に吐き切ったあと、肺に残っている空気の量）の増大によるものであり、加齢により呼吸器の筋力の低下と気道の閉塞性などが関係しています。

シミ・しわ・たるみ

皮膚は生体内で最も大きな器官であり、体重の12～15％を占め、その面積は1～2㎡で、表皮、真皮、皮下組織の三つのパートから構成されています。

表皮の厚さはからだの部位によって異なり、足の裏、手のひら、額および瞼でそれぞれ、1・3、0・7、0・11および0・04㎜で、真皮はおよそ1～4㎜です。

皮膚は外部環境と直接接しているので、多重の層で構成され、それぞれが独自の役割を果たしています。

表皮層は基本的には角質層、透明層、顆粒層、有棘層および基底層の5層からなり、皮膚は主として表皮細胞で構成されています。角質層は皮脂膜（酸性保護膜）が最表面にあり、薄いパイのような板状の角質細胞（死細胞）と、保水性スポンジの細胞間脂質で構成されています。細胞間脂質は油分と水分で構成され、油分は95％が皮脂腺由来であり、その油分の40～50％がセラミドとなっています。表皮の水分の20％は角質層に存在します。顆粒層は角化細胞の核が失われて、角質化へと移行する層であり、有棘層はリンパなどの体液で満たされている層であり、栄養と老廃物との交換、皮膚呼吸などが行われています。基底層は新しい表皮細胞（ケラチノサイト）とメラニン細胞（メラノサイト）が常にストックされている層です。表皮細胞は基底層で誕生して角質層まで、基底細胞、有棘細胞、顆粒細胞および角質細胞と名前を変えて皮膚の表面へ動きます。

30歳代の人で基底層から角質層にいくまで、およそ14日間要し、さらに角質層で垢となるまで14日間が必要で、トータルでおよそ28日間かかるといわれています。この変化が皮膚のターンオーバーサイクルと呼ばれているものです。しかし、このサイクルは加齢とともに延長し、60歳代の人になると、およそ100日になるといわれています。

皮膚の老化促進因子は、日光・活性酸素の暴露、脱水状態、バクテリア感染、ストレス、不眠などが知られています。そのため、日光の紫外線をカットし、新鮮な空気の環境下で、皮膚の保水性を保ち、清潔にし、ストレスを最小化にして、熟睡することなどが大切です。

また、一般的に皮膚の老化は、自然老化と光老化に大別されています。自然老化の症状としては、乾燥肌、たるみ、多層皮膚細胞、皮膚免疫細胞（ランゲルハンス細胞）の機能障害などがあります。その原因はフリーラジカルの攻撃、栄養・エネルギー不足、免疫力低下、細胞死のプログラム進行、体細胞の変異、タンパク質蓄積などがあります。光老化の症状としては、シミ、そばかす、ほくろなどの色素の沈着、皮膚のしわなどがあり、その原因は紫外線によるメラニン色素の異常沈着、コラーゲン・エラスチンなどの分解、皮膚免疫低下などが考えられます［図17］［＊15］。これらの原因を予防することが皮膚の若さを保つことにつながります。

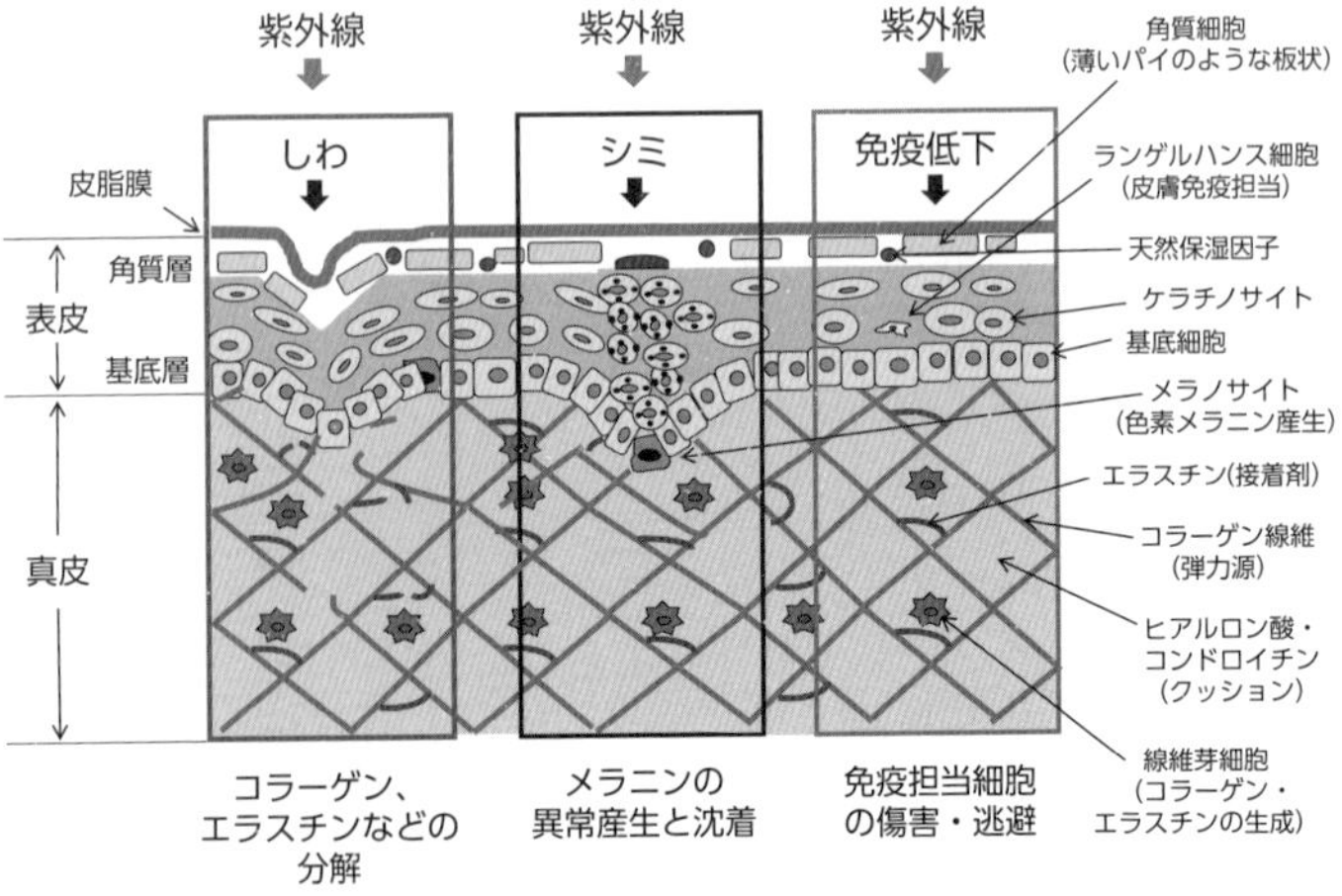

図 17　紫外線による皮膚老化の主な特徴

認知機能の低下

脳は脂質が多く（全体の約55％）、エネルギー代謝も活発であり、活性酸素も多量に発生し、酸化ストレスが亢進しやすい臓器です。

加齢とともに、神経細胞が密集している灰白質の萎縮が顕著となり、認知機能が低下します。部位では、前頭葉と側頭葉の機能が低下しやすいとされています。前頭葉は思考、情緒、言語などを担当し、側頭葉は記憶、聴覚、視野などを担当しています。

認知機能の低下したアルツハイマー病患者の脳には酸化ストレス、ミトコンドリアの機能不全、オートファジーの機能低下などが原因で、異常タンパク質が集まっているβ－アミロイドである老人斑、神経原線維（リン酸化タウタンパク質）が蓄積します［図18］［＊16］。

また、脳の老化は20歳代から始まっているといわれ、その理由は脳血流低下に伴う血液や栄養分の供給量低下と考えられています。

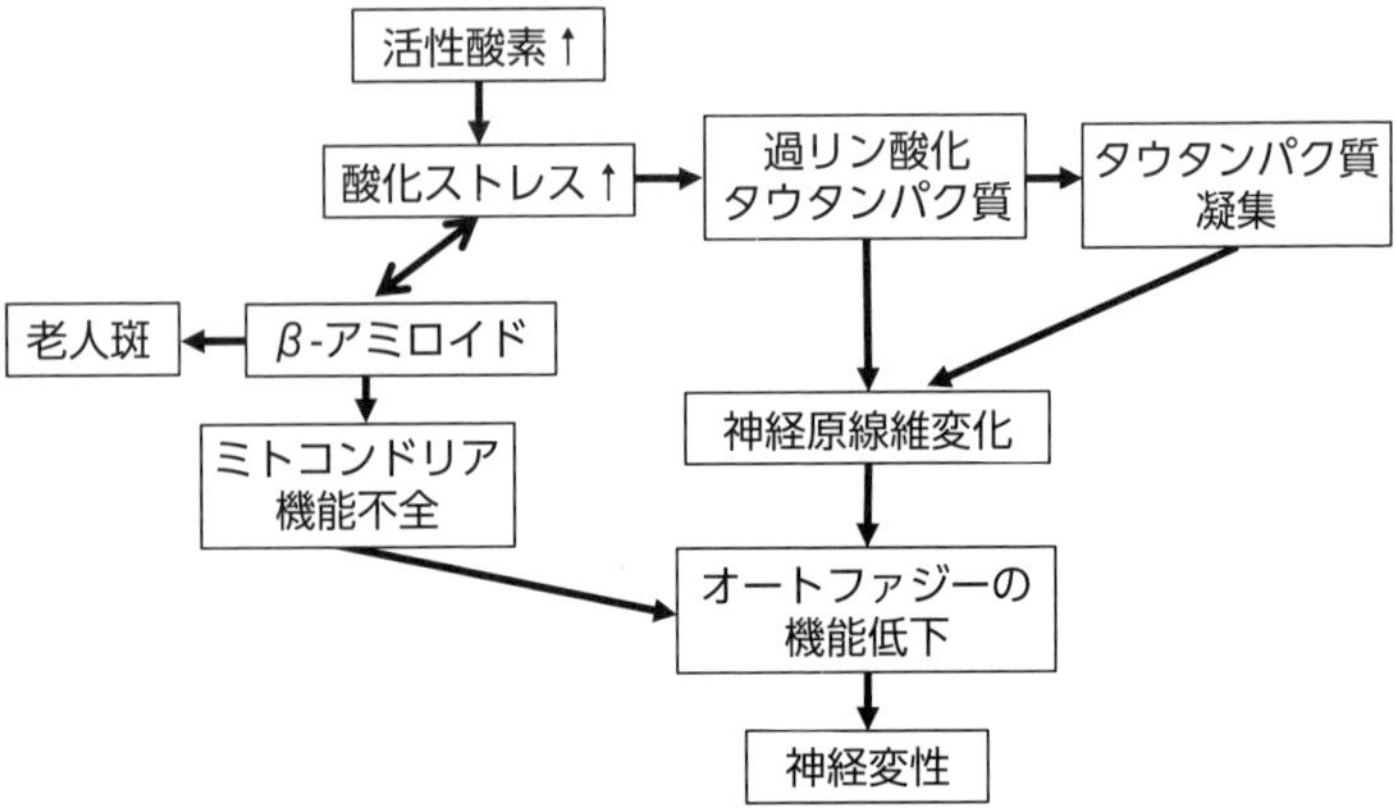

図 18　アルツハイマー病における β - アミロイド・神経原線維変化生成とその原因

加齢性難聴

音は耳介から外耳道を経て鼓膜に伝わり、耳小骨に伝わります。耳小骨で増幅された音は蝸牛《かぎゅう》中のリンパ液を振動させて有毛細胞の感覚毛に伝わり、脳へ振動を伝えます。

加齢に伴って、有毛細胞の数が減少し感覚毛がすり減ってきて、音が聞こえにくくなります。このことを加齢性難聴といいます。加齢性難聴の原因には、酸化ストレスが関与するという考え方もありますが、詳しいメカニズムは未だ分かっていません。

なお、蝸牛内の有毛細胞は、入口側が高音域の変換を、奥側が低音域の変換を行っていますが、加齢とともに有毛細胞は入口側から壊れていきますので、加齢性難聴では高音域から聞こえにくくなってくるといわれています。

老眼・白内障

光は目に入り、虹彩と呼ばれる膜で絞られて角膜と水晶体がレンズの役割をして、網膜にピントを合わせます。

加齢とともに、水晶体の弾力が衰えて、水晶体の厚さを調整する毛様体の筋肉細胞数も減少してピントが合いにくくなり老眼になります。近くのものを見る際には水晶体を収縮させて厚みを増す必要がありますが、その筋力がなくなるために近いものが見えにくくなります。

また、加齢により、目の中のレンズの役割をしている水晶体が白く濁り白内障という病気になります。白内障の原因は、水晶体の成分であるタンパク質が活性酸素によって変化して、白く濁ることによります。初期混濁を含めた有所見率は50歳代37～54％、60歳代66～83％、70歳代84～97％、80歳以上で100％であり、性別では、女性に所見率が高いことが報告されています［＊17］。

白内障は抗酸化物質などの摂取により、予防の可能性がありますが、ひとたび水晶体が濁りますと、薬で治すことができませんので、白内障手術を受けることになります。

免疫老化

免疫には大別して自然免疫と獲得免疫があります。

自然免疫とは、異物または非自己と同定したすべての物質に対する防御、つまり、非特異的な免疫で、「分または時間」単位の即時的反応であり、身体的バリア、防御メカニズムおよび全身免疫反応から成り立っています。

獲得免疫とは、病原体を同定して分子構造で区別する特異性を持ち、「日」単位の遅い免疫反応を指し、T細胞とB細胞が担当します。B細胞はリンパ球の約20〜40％を占めて、骨髄で成熟し、T細胞のシグナルを感知して、特異抗原に直接結合する抗体を産生し、体内に侵入した病原体を特異的に排除します。胸骨の裏にある胸腺は、T細胞を抗原に特異的に適応させて免疫として訓練をさせ、未感作の細胞を除去する機能を与える役割を持っています。そのため、加齢とともに胸腺が退縮すると、T細胞の機能が低下し、それに伴いB細胞の機能も低下、その結果、抗体産生能や獲得免疫の機能も低下します。

さらに、抗原特異性が弱くなり、免疫記憶が形成しにくくなります。そのうえ、からだのいろいろな場所で炎症が増大し、自己免疫のリスクが上がります。また、T細胞が老化して老化関連T細胞（ゾンビ細胞）として生き残り、炎症性サイトカインを分泌して免疫機能を乱すことも知られています［図19］［＊18］。

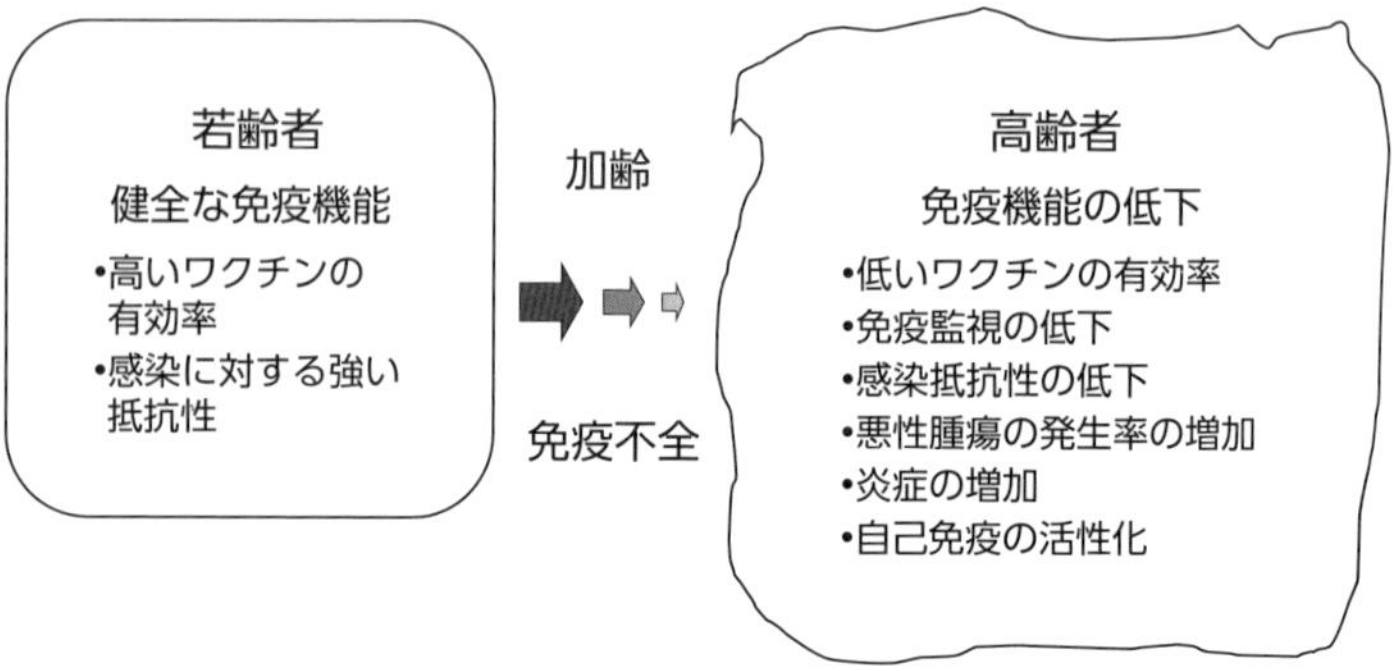
若齢者
健全な免疫機能
•高いワクチンの有効率
•感染に対する強い抵抗性
加齢
免疫不全
高齢者
免疫機能の低下
•低いワクチンの有効率
•免疫監視の低下
•感染抵抗性の低下
•悪性腫瘍の発生率の増加
•炎症の増加
•自己免疫の活性化

図 19　老化免疫の概要

注

＊１　中西真、『老化は治療できる！』、宝島社新書、２０２１年

＊２　多くの細胞の中に存在し、高エネルギーの電子と酸素分子を利用して、ＡＴＰ（アデノシン三リン酸）というエネルギーを産生する細胞内の構造体で、細胞が必要とするエネルギーの大部分を作り出す細胞内の小器官である。

＊３　デオキシリボース（五炭糖）とリン酸、塩基から構成される核酸という化合物であり、地球上の多くの生物において、遺伝情報の源となっている高分子生体物質である。

＊４　抗老化遺伝子、サーチュイン遺伝子とも呼ばれ、その活性化により生物の寿命が延びることがある。

＊５　老化してもなお、生き残る細胞（ゾンビ細胞など）は、全身に炎症を引き起こす分泌タンパク質を多く産生して、炎症を引き起こす。この現象が細胞老化随伴分泌現象（ＳＡＳＰ：senescence-associated secretory phenotype）と呼ばれていて、ＳＡＳＰを引き起こす因子である。

＊６　阿部皓一、「臨床栄養」、１４０、５２６－５３５頁、２０２２年

＊７　Guarente L, (1999). Nat Genet, 23(3), 281-285.

＊８　動物、植物、菌類、原生生物など、からだを構成する細胞の中に細胞核と呼ばれる細胞小器官を有する生物である。

＊９　吉森保、『LIFE SCIENCE』、日経ＢＰ、２０２０年

＊10　細胞老化した細胞から、さまざまな分泌タンパク質（炎症性サイトカイン、ケモカイン、細胞外マトリクス分解酵素などのプロテアーゼ類、増殖因子など）が産生されること。

＊11　Scudellari M, (2017). Nature, 550, 448-455.

＊12　Hooper L, et al. (2014). Mech Ageing Dev, 136-137, 50-58.

＊13　舌の筋肉、口元の筋肉が鍛えられる体操。口呼吸の改善によって、脳の血流をアップさせる効果が得られる。

＊14　根来秀行、『血管の老化を防ぐ方法』、大洋図書、２０２２年

＊15　阿部皓一、「食品と容器」、60、１６５－１６９頁、２０２２年

＊16 Liu Z, (2015). *"Alzheimer's Disease-Challenges for the future"*. chapter 2, Book Metrics View.
＊17 厚生労働科学研究「科学的根拠（evidence）に基づく白内障診療ガイドラインの策定に関する研究」（平成13年度）
＊18 濵崎洋子、湊長博、「領域融合レビュー」、7、e005、2018年

第3章　抗老化に必須の基本栄養素

6大栄養素をしっかり摂取する

抗老化栄養素は、文字通り、老化を予防する栄養素であり、長寿栄養素とも言い換えることもできます。老化には多くの要素が関係していますので、抗老化栄養素とは単独なものではなく、6大栄養素や水、植物に含まれる化学物質であるファイトケミカルなどのさまざまな栄養素の最適なバランスと考えられます。

6大栄養素である糖質、脂質、タンパク質、ビタミン、ミネラル、食物繊維および水を十分に摂取することは、老化予防に対して非常に大切です。例えば、脳は糖質のみをエネルギー源としていますので、糖質が不足すると脳機能がうまく働きません。脂質は細胞膜の構成成分であり、種々の活性物質の材料となりますので、欠乏すると体内調節がうまくいかなくなります。タンパク質は生体内の筋肉、酵素、受容体などの主成分であり、フレイル予防などを考える際には最も重要な栄養素です。

65歳以上の男女における栄養摂取のバランスとして、タンパク質17・5％、脂質25％、炭水化物57・5％の割合で摂ることがすすめられていて［＊1］、これは成人（18〜29歳）とほぼ同じ値となります［表2］。

65歳以上の高齢者に対して、フレイルの予防を目的とした栄養摂取量を定めることは個体差などもあり難しいですが、フレイルの予防にはタンパク質の摂取は必須です。脂質については、炎症性成分である飽和脂肪酸などの過剰摂取を控えるなどの、質への配慮を行う必要があります。また、高齢者は糖尿病や高脂血症などの生活習慣病に罹りやすくなりますので、脂質、糖質の摂取には、医師、栄養管理士などの指導を受けて、十分な注意を図る必要があります。ビタミン・ミネラルは３大栄養素である糖質、脂質およびタンパク質を効率よく利用するために必須な栄養素となります。

水についていえば、日本ではいつでもどこでも清潔な水が摂取できるため、栄養素としては認識されていませんが、世界的には水も栄養素として考えられています。前述したように、水は人体の約60％を占めています。水が２％不足するとのどが渇き、４％以上で頭痛、ふるえなどの体調不良が起き、10％以上不足すると命に影響します。通常、水の供給は２・５ℓほどで、飲料水から１・２ℓ、食品から１ℓ、からだの中で生産される水（代謝水）は０・３ℓとされています。からだの中で循環されている水は８・２ℓ、排泄される水は２・５ℓとされバランスを保っています。

我々のからだは摂取したものでできているという考え方を参考にすれば、水は最も大切な栄養素の一つであると考えられるでしょう。

表2　エネルギー産生栄養素バランス（%エネルギー）の比較

年齢	男性 タンパク質	男性 脂質 脂質	男性 脂質 飽和脂肪酸	男性 炭水化物	女性 タンパク質	女性 脂質 脂質	女性 脂質 飽和脂肪酸	女性 炭水化物
18～29歳 （中央値）	13～20 16.5	20～30 25	7以下	50～65 57.5	13～20 16.5	20～30 25	7以下	50～65 57.5
65～74歳 （中央値）	15～20 17.5	20～30 25	7以下	50～65 57.5	15～20 16.5	20～30 25	7以下	50～65 57.5
75歳以上 （中央値）	15～20 17.5	20～30 25	7以下	50～65 57.5	15～20 16.5	20～30 25	7以下	50～65 57.5

出典　日本人の食事摂取基準（2020年版）

抗老化の要　タンパク質

抗老化栄養素を考える際には、特にタンパク質が重要です。

タンパク質は英語でプロテイン（protein）といい、ギリシャ語の previous「第一義的なもの、何よりも大切なもの」から派生しています。つまり、生命現象を営むために最も基本となるものであるといえます。

成人のからだの成分比率では人体の約17％を占めていて、水（約60％）に次いで多い割合となっています。

タンパク質は、20種類のL－アミノ酸がペプチド結合してできた化合物です。20種類のアミノ酸の内訳は、必須（不可欠または必要）アミノ酸9種類（フェニルアラニン、ロイシン、バリン、イソロイシン、スレオニン、ヒスチジン、トリプトファン、リジン、メチオニン）と非必須（可欠）アミノ酸11種類（アルギニン、グリシン、セリン、アラニン、アスパラギン酸、グルタミン酸、アスパラギン、グルタミン、プロリン、シスチン、チロシン）からなっています。

必須アミノ酸は、動物の体内で十分な量を合成できず、栄養分として摂取しなければならないアミノ酸で、非必須アミノ酸は、体内で十分量の合成が可能なアミノ酸です。必須アミノ酸は、生体内で合成するには長いステップを必要とし、大きなエネルギーが必要になるという理由で、体内で作るよりも食べ物から摂取した方が有利であるため、進化の過程で、その合成系が失われたと推測されています。

非必須アミノ酸もタンパク質合成の素材として必須であり、食事から吸収されて、そのままアミノ酸として利用されています。

タンパク質の一つであるコラーゲンは、体内に存在しているタンパク質のおよそ30％を占めて、真皮、靭帯、腱、骨、軟骨などを構成しています。その他にも、血管や内臓にも存在し、まさにからだの基盤の役割を果たしています。

生体におけるタンパク質の役割は多種多様あり、主なものは、①酵素、②輸送、③構造、④調節、⑤収縮、⑥貯蔵、⑦免疫などに関与します。

老化により摂取するタンパク質の量が減ると、それに伴いこれらの機能も低下します。世界的には、良質な動物性タンパク質における維持必要量（健康を維持するための必要量）は、男女19歳以上のすべての年齢区分において0・66g／1kg体重／日とされています。

日本人の食事摂取基準（2020年版）では、一般的な食事を摂っている場合、成人では、動物性、植物性タンパク質の維持必要量は、日常食で摂る混合タンパク質の利用効率（90％）を考慮して、計算されていますので、その計算式は、体重60kgのヒトでは維持必要量（g／日）＝0・66×60／0・9＝44となります。体重によって若干、変動しますのでこの場合は約40gとなります。

高齢者においては、タンパク質の目標量は、低い、ふつうおよび高い身体活動にレベル別にて設定されています。タンパク質の維持摂取量は、さまざまな因子が影響しますので、さらに知りたい人は、厚生労働省のホームページにある「日本人の食事摂取基準（2020年版）」の1－2タンパク質の項目、または、『高タンパク健康法』（三石巌、阿部出版）を参照されることをおすすめします。

目標量（上限）と食事摂取基準の推定平均必要量、推奨量平均でも成人と高齢者はほぼ同じ値［表3］を示していますので、高齢者も成人と同じ程度に良質な肉類や卵など、アミノ酸スコア［＊2］またはプロテインスコア［＊3］が高いタンパク質を摂ることが望ましいと考えています。

また、「摂取したタンパク質がどれだけ消化・吸収され、体内で使われるか」を表す数値としてタンパク質の利用効率という指標があり、これは食品によりばらつきがあります。鶏卵94％、牛乳82％、魚肉80％、大豆61％などのタンパク質の利用効率が高い食品を摂ることをおすすめします。しかし、日常食混合タンパク質の消化率はタンパク質、アミノ酸、総窒素の摂取量により変化し、また、窒素化合物以外の栄養素の摂取量によりタンパク質代謝は影響を受けますので、しっかりと量を確保することが重要です。

表３　タンパク質の身体活動別の目標量（上限）と食事摂取基準

身体活動別に見たタンパク質の目標量（上限）（g/日）

	男性			女性		
身体活動レベル	Ⅰ	Ⅱ	Ⅲ	Ⅰ	Ⅱ	Ⅲ
18～29歳	75～115	86～133	99～153	57～88	65～100	75～115
65～74歳	77～103	90～120	103～138	58～78	69～93	79～105
75歳以上	68～90	79～105	－	53～70	62～83	

身体活動レベル　Ⅰ：低い　Ⅱ：ふつう　Ⅲ：高い

タンパク質の食事摂取基準

年齢	推定平均必要量	推奨量	目標量	推定平均必要量	推奨量	目標量
18～29歳	50	65	13～20	40	50	13～20
65～74歳	50	60	15～20	40	50	15～20
75歳以上	50	60	15～20	40	50	15～20

推定平均必要量、推奨量：g/日　　目標量：%エネルギー

出典　日本人の食事摂取基準（2020年版）

重要なファイトケミカル

ファイトケミカル（フィトケミカルともいう）は、植物が紫外線や昆虫などの有害なものからからだを守るために作り出した色素や香り、辛み、ネバネバなどの成分であり、必須栄養素ではないものの、健康によい影響を与える植物由来の化合物をいいます。抗老化のためには是非、摂取してほしい重要な成分です。具体的には、アントシアニン、イチョウ葉エキス、βグルカン、サポニン、セサミン、クルクミン、スルフォラファン、イソフラボン、茶カテキン、レスベラトロール、ルテイン、リコピンなどがあり、多くの機能性表示食品に使用されています。

ファイトケミカルが生産される理由は、①光エネルギーを利用して必要である複雑な物質を作り、②捕食者［＊4］となる動物にとって有害物質、病原菌の増殖を抑える化学成分、他の植物の生長を抑える化学物質、繁殖のために必要な物質、酸素毒性から自分の細胞を守る抗酸化物質を生産するため、などといわれています。

ファイトケミカルの生合成経路を［図20］に示します。この図は非常に複雑ですが、いろいろな成分が生産され、それぞれの働きを持っていることを理解してください。

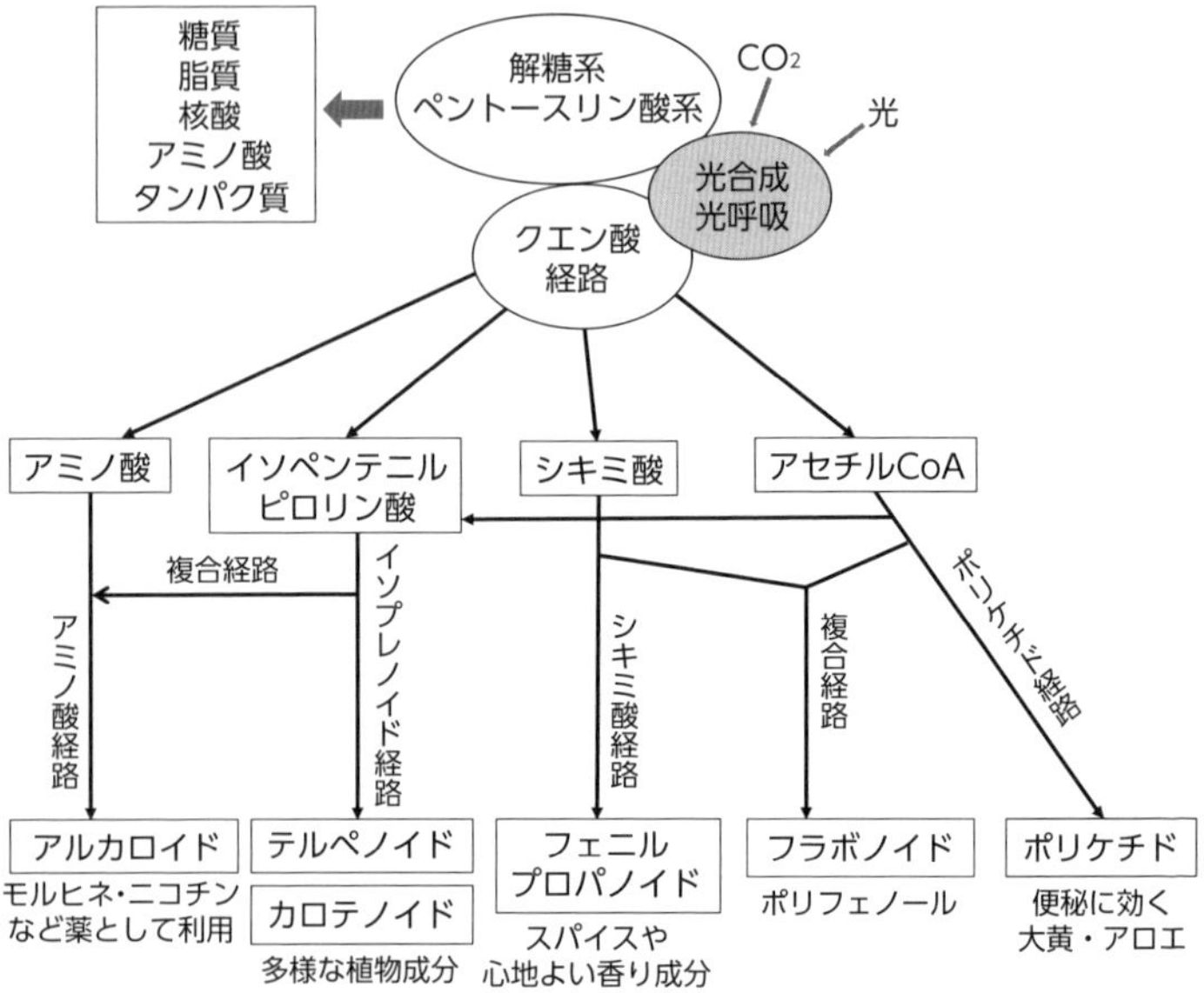

図 20　ファイトケミカルの生産経路

出典　『植物はなぜ薬を作るのか』(斉藤和季　2017)

十分量が必要なビタミン・ミネラル

ビタミン・ミネラルは、生体内で酵素が働くときに必要な補酵素として重要な働きをしています。また、いくつかのビタミン・ミネラルは、体内で錆の発生を防ぐ抗酸化作用を持っていたり、生理活性な物質を産生する引き金になったりとさまざまな作用を発揮します。

主なビタミン・ミネラルについてそれぞれ説明します。

ビタミンA

ビタミンAは、「皮膚・粘膜のビタミン」、「目のビタミン」、「免疫のビタミン」などといわれており、その活性型はレチノール、レチノイン酸、レチナールです。また、ビタミンAの前駆体としてはβ－カロテンがあり、活性酸素である一重項酸素を捕捉する強力な抗酸化作用を持ちます。レチノール、レチノイン酸、レチナールは非常に酸化されやすいので、生体内では抗酸化作用を発揮しにくいと考えます。

ビタミンAは皮膚・粘膜および目の機能を正常に保ち、免疫機能を賦活します。そのため、特に疲れやすい、肌荒れ、目が弱い、免疫力が低下しているなどの症状が気になる場合は、十分な量の摂取を推奨します。ただし、ビタミンAに関しては超高用量で副作用が生じる可能性がありますので、摂取量の半分は毒性が出にくいβ－カロテンで摂取することが推奨されています。

欠乏症に関しては、夜盲症（別名：鳥目）、角膜軟化症、発育遅延などがあります。

ビタミンAを含む代表的な食品には、タラ肝油、レバー、うなぎなどがあり、β－カロテンを多く含む食品としては、ニンジンがよく知られています。

ビタミンC

ビタミンCはアスコルビン酸とも呼ばれ、そのままの形で活性を示します。水溶性であり、血液、細胞液、間質液内で強力な抗酸化作用を有します。

また、コラーゲンを産生する際に必要な補因子として働き、メラニンなどの産生も抑えます。ビタミンCに関しては耐容上限量がありませんので、1日1g程度は摂り続けることをおすすめします。

特にシミ・そばかすが気になる、歯ぐきから出血しやすい、風邪を引きやすいなどの症状がある場合は、十分な量の摂取をおすすめします。

ビタミンCの欠乏症は、出血性の障害が体内の各器官で生じる壊血病が有名です。

ビタミンCを多く含む食品は、アセロラ、ブロッコリー、ピーマン、レモンなどの野菜、果物となります。

ビタミンE

ビタミンEは、「若さのビタミン」、「子作りのビタミン」などと呼ばれ、代表的な抗老化ビタミンです。天然のビタミンEには4種のトコフェロール同族体と4種トコトリエノール同族体があります［図21］が、通常ビタミンEといわれるものは、最も高い生物活性を持つα－トコフェロールを指します。α－トコフェロールは使用される量が多いので、天然から抽出・精製して得られた天然体以外に合成でも作られています。

ビタミンEは基本的作用として、①抗酸化作用、②細胞内情報伝達調整作用および生体膜安定化作用を持っています。これらの基本的作用が連携して、血流促進作用、抗炎症作用、抗血小板凝集抑制作用、免疫賦活作用、ホルモン調整作用などの生理・薬理作用を発揮しています［図22］。

ビタミンEの血流促進作用のメカニズムとしては、①活性酸素、フリーラジカル、過酸化脂質などにより機能低下した内皮細胞の保護、②血管収縮物質の分泌抑制、③赤血球の変形能維持などがあります。

ビタミンEの抗炎症作用としては、起炎物質（炎症を引き起こす物質）の産生を抑制することが知られています。さらにシクロオキシゲナーゼという酵素の活性を抑制して、凝集因子の産生を抑えて血小板の凝集を抑制します。ビタミンEの免疫賦活メカニズムには、T細胞のシグナルを介した直接作用、並びにフリーラジカル、過酸化脂質などの産生抑制による間接作用があります。ホルモン調整作用は、酸化ストレスによるホルモン代謝異常を改善することによるといわれています。

ビタミンＥの抗酸化力を発揮するためには、１００㎎／日以上の摂取が必要ですので、おすすめの摂取量は１００～４００㎎／日となります。この抗酸化力は、クロマン環に起因しますので、天然体も合成体も生体で抗酸化力を発揮します。しかし、天然体の方が合成体に比べて1・36または2倍ほど生体内利用率が高く、抗酸化力に差が生じます。

肩が凝る、冷え性、風邪を引きやすいなどの症状が気になる場合は、十分な量の摂取が必要となります。特に、酸化ストレスが亢進し、フレイルになりやすい高齢者には、摂取してほしいビタミンです。欠乏症には軽度の出血性貧血、流産・不妊症、多発性末梢神経障害などがあります。ビタミンＥの豊富な食品はアーモンド、ほうれん草、ピーナッツなどです。

また、天然体も合成体も、医薬品、食品添加物などで認められ、規格が厳しく設定され、安全性は保障されており、精製過程おいて、遺伝子組み換え問題となるタンパク質や不純物なども除去されています。

油脂の酸化を防ぐために用いられているビタミンＥは、主にミックストコフェロール製剤であり、天然のビタミンＥ同族体の混合物です。

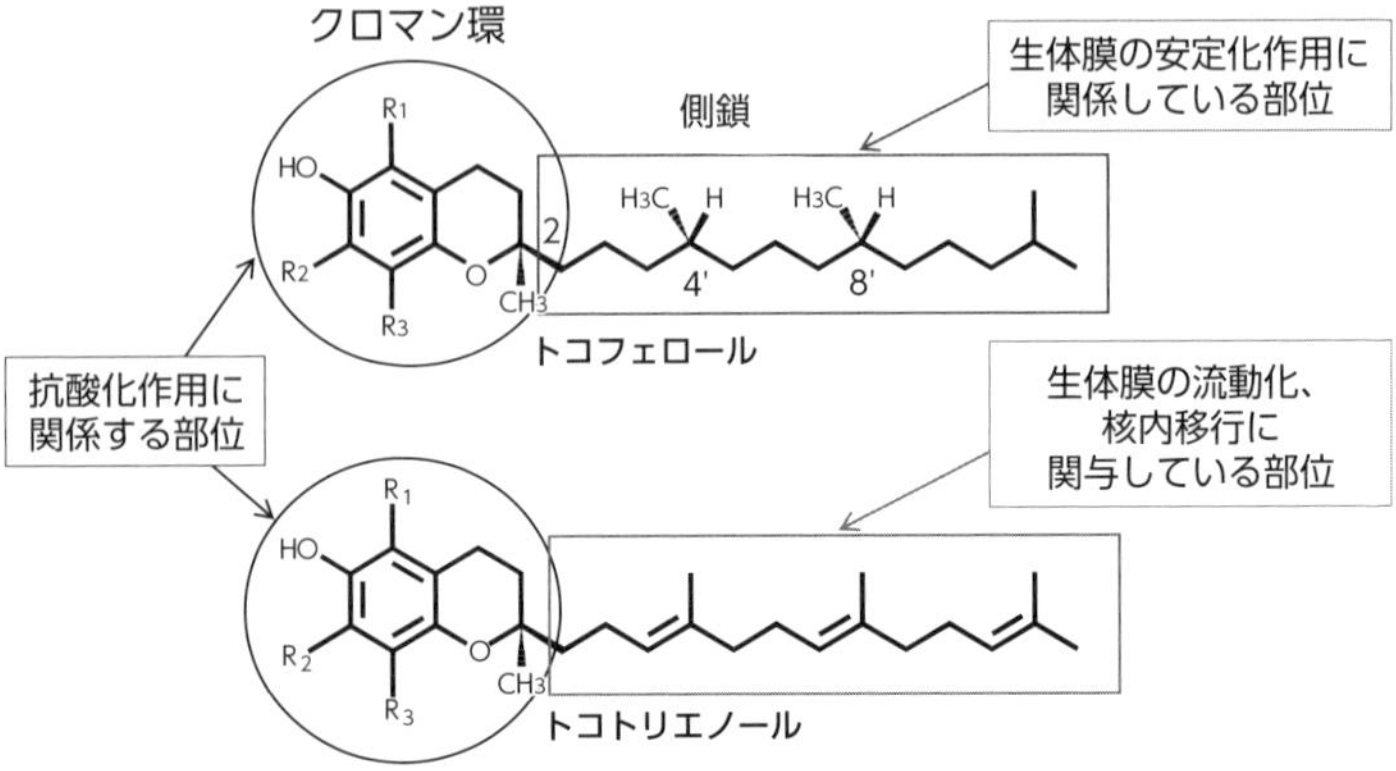

種類	R1	R2	R3
α-	CH_3	CH_3	CH_3
β-	CH_3	H	CH_3
γ-	H	CH_3	CH_3
δ-	H	H	CH_3

図 21　天然トコフェロールとトコトリエノールの構造式

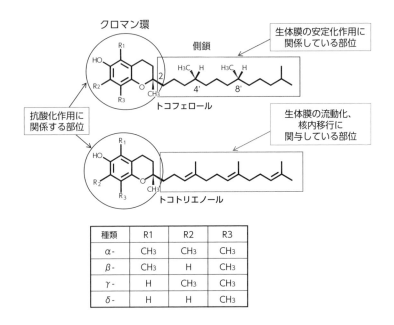

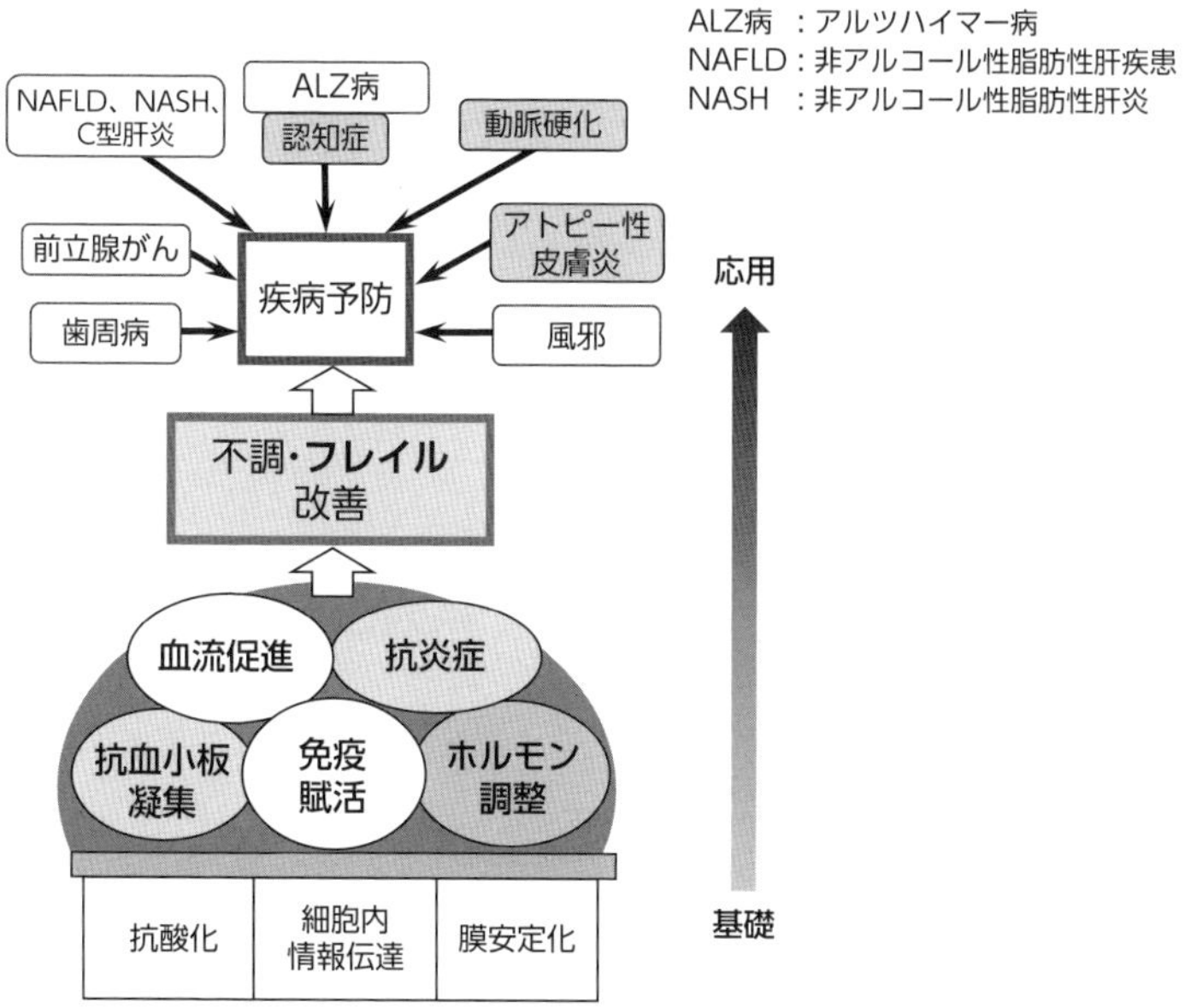

図 22　ビタミン E の主な作用のまとめ

ビタミンD

ビタミンDは「骨のビタミン」、「筋肉のビタミン」、「免疫のビタミン」などと呼ばれています。ビタミンDにはビタミンD_2（エルゴカルシフェロール、植物由来）とビタミンD_3（コレカルシフェロール、動物由来）があります。骨代謝、筋肉代謝などに重要な役割を持つビタミンDは、近年、免疫を制御し、新型コロナなどの罹患率、重症化率などの低減に関与していることが明らかにされています。

ビタミンDの働きは、細胞の核の中まで入り、遺伝子を活性化させて生理活性のあるタンパク質を作り出すことで、カルシウムとリンの吸収を促進したり、筋肉内のカルシウム輸送を助けたり、免疫を賦活したりします。ビタミンDの摂取目安量はカルシウムの吸収促進を考えた設定ですので、筋肉や免疫などへの働きを考えると、20㎍／日以上の量が必要と考えています。

ビタミンDの欠乏症には、クル病、骨軟化症筋力低下症などがあります。

特に骨や歯が弱い、風邪を引きやすいなどの症状がある場合は、積極的に摂取してください。

ビタミンDが豊富な食品には鮭、かつお、まぐろなどの魚製品が挙げられます。

ビタミンK

ビタミンKは、１９３４年、デンマークの生化学者であるC・P・H・ダムによって、血液凝固因子を活性化する酵素であるγ－グルタミルカルボキシラーゼの補因子として発見されました。

ビタミンKは植物やバクテリアによって生合成され、電子伝達やエネルギー産生に関与しています。ビタミンKには植物由来のビタミンK_1（フィロキノン、フィトナジオン）と微生物由来のビタミンK_2（メナキノン、ＭＫ）があります。また、血液凝固作用、骨形成作用、フリーラジカルを捕捉する作用などの機能があることが知られています。

ビタミンKの目安量は、２０２０年の日本人の食事摂取基準から１５０μg／日に設定されています。納豆などに豊富に含まれていて、納豆20ｇを食べると１８６μgが摂取できます。また、ビタミンKについては、腸内細菌の生育が不十分な新生児と慢性腎疾患の高齢者が欠乏になりやすいといわれています。

ビタミンKの欠乏症には、自然に出血しやすい、血管壁が脆弱化するなどの出血性素因、新生児脳内出血があります。

ビタミンKが豊富に含まれている食品には、納豆、ほうれん草、ブロッコリーなどがあります。

ビタミンKはGlaタンパク質[＊5]を合成しますが、最近ではGlaタンパク質の産生が老化および加齢性疾患のキーポイントであることが解明し、ビタミンKの抗老化作用が注目されています[＊6]。

なお、ビタミンKは、ワーファリン常用者には禁忌のサプリメントであるのでご注意ください。

ビタミンB1

ビタミンB1は、ビタミンとして最初に発見されたビタミンです。１９１０年に、鈴木梅太郎先生が米糠《ぬか》から脚気《かっけ》に効く成分を抽出・分離したことがビタミンの発見につながりました。そのビタミンがビタミンB1です。

ビタミンB1には炭水化物をエネルギーに変換して、疲労回復、脳や神経の健康維持などの作用があります。ビタミンB1は分解されやすく吸収率も低いので、安定性のよいビタミンB1誘導体（フルスルチアミン、ベンフォチアミンなど）が合成されて、一般用医薬品として広く販売されています。

日本人の食事摂取基準では推奨量が１・１〜１・４mg／日ですが、一般用医薬品では用法が１００mgとなっています。疲れやすい、肩こりや腰痛、虚弱体質、記憶力の低下などの症状がある場合は、推奨量の10倍以上の量を摂ることがよいと考えます。

この欠乏症には脚気、ウェルニッケ脳症などがあります。ウェルニッケ脳症の後遺症として現れるウェルニッケ・コルサコフ症候群は認知症の一種と診断されることもありますので、十分な摂取を怠らないようにしましょう。

ビタミンB1が豊富な食品には、豚肉、うなぎ（蒲焼）、エンドウ豆などがあります。

ビタミンB_2

ビタミンB_2は、「ラクト（乳の）フラビン」、「ビタミンG（Growth Factor：成長因子）」、「発育のビタミン」、「黄色のビタミン」などといろいろな名称がつけられました。しかし、これらの同定された物質が同一であることが確認されて、1937年にリボフラビンという名称が採用されています。

ビタミンB_2の主な働きとしては、脂質がエネルギーに変わることを助ける、皮膚・粘膜の発育を助ける、過酸化脂質を分解するなどがあります。また、補酵素としての作用、栄養素としての相互作用もあります。

日本人の食事摂取基準では推奨量が1・2～1・6㎎／日となっていますが、一般用医薬品では38㎎の用法となっています。

肌荒れが気になる、口内炎ができやすい、免疫力が低下している、疲れやすいなどの症状がある場合は、推奨量の10倍以上の量を摂ることをおすすめします。

欠乏症には口内炎、口角炎、口唇炎などがあります。

ビタミンB_2を多く含む食品は豚レバー、牛レバー、鶏レバー、干しのり、うなぎ、卵、チェダーチーズなどです。

ナイアシン（ビタミンB_3）

ナイアシンの発見は、1938年にエルベージェムらによって肝臓からニコチン酸アミドを単離されたことに端を発しています。

ナイアシンとは栄養学上はニコチン酸とニコチンアミドを示し、ビタミンB_3とも呼ばれています。ナイアシンはトリプトファンからも一部生合成されますので、広義にはニコチン酸、ニコチン酸アミドおよびトリプトファンを指すこともあります。

ナイアシンの基本的生理作用としては、NAD（P）とNAD（P）Hによる酸化還元酵素の補酵素としての働きであり、生体内の炭水化物、脂肪酸、アミノ酸に関する酸化還元反応の電子の授受のおよそ7割に関与しています。

ナイアシンは、加齢とともに低下するNADの材料になります。日本人の食事摂取基準では推奨量が10～14mg／日ですが、一般用医薬品では用法が40mgとなっています。

特に肌荒れが気になる、口内炎ができやすい、疲れやすい、記憶力の低下が気になるなどの症状がある場合は、推奨量の数倍以上の量を摂るのがよいでしょう。

ナイアシンの欠乏症にはペラグラ（意識障害、認知障害、皮膚炎）、筋固縮などがあります。

ナイアシンはビール酵母や肉類に高濃度に含まれています。

ビタミンB_6

ビタミンB_6は、１９３４年にイギリスのポウル・ジョルジにより抗皮膚炎因子として発見されました。ビタミンB_6はピリドキシン、ピリドキサールおよびピリドキサミンの3種類が知られています。

ビタミンB_6は、タンパク質・脂質の代謝、神経伝達物質の合成、皮膚の正常化などに関与しています。

日本人の食事摂取基準では推奨量が1・1～1・4㎎／日ですが、一般用医薬品では用法が50㎎となっています。

肌荒れが気になる、口内炎ができやすい、疲れやすいなどの症状がある場合には、推奨量の10倍以上の量を摂取することをおすすめします。

ビタミンB_6の欠乏症には脂漏性湿疹、貧血などがあります。

ビタミンB_6を多く含む食品はくろまぐろ、かつお、そば粉、牛レバー、小麦などです。

葉酸（ビタミンB_9）

葉酸はビタミンB_9ともいわれ、１９４０年代初期に、ほうれん草抽出物から発見された水溶性ビタミンであり、ラテン語の「葉」（folium）から抽出された酸という意味で名付けられています。

葉酸はビタミンB_{12}と同様に「抗貧血因子のビタミン」や「神経管閉鎖障害予防のビタミン」として広く知られています。造血機能を助けたり、細胞の発育に関与する核酸の生成を助けたり、胃腸の粘膜を正常に保つなどの働きがあります。

日本人の食事摂取基準では推奨量が２４０μg／日ですが、一般用医薬品では用法が５㎎／日となっています。貧血気味や野菜だけの食事に偏りがちの人などは、少なくとも推奨量の２倍の量を摂ることをおすすめします。

欠乏症には神経管欠損、巨赤芽球性貧血《きょせきがきゅうせいひんけつ》、下痢などがあります。

葉酸を多く含有する食品は、レバー類、モロヘイヤ、ブロッコリー、ほうれん草、卵黄などになります。

ビタミンB_{12}

ビタミンB_{12}は1948年に肝臓の中で抗悪性貧血因子として発見され、「貧血のビタミン」として知られました。その結晶と溶液は暗赤色のため「赤いビタミン」とも呼ばれていいます。また、補酵素型のビタミンB_{12}であるメチルコバラミンは「神経のビタミン」として知られています。

ビタミンB_{12}の基本的働きは造血機能を助け、脳や神経を正常に保つことにあります。日本人の食事摂取基準では推奨量が2・4μg/日ですが、一般用医薬品では用法が1500μgとなっています。貧血気味である、野菜だけの食事に偏りがち、免疫力が低下しているなどの症状がある場合では、少なくとも推奨量の10倍以上の量を摂ることがよいでしょう。

欠乏症には巨赤芽球性貧血、末梢神経障害、脊髄障害、認知障害などがあります。

ビタミンB_{12}が豊富な食品は、主に動物性食品（魚類、貝類、肉類など）、しじみ、赤貝、牛レバー（鶏レバー）などです。また、最近では、高齢者にビタミンB_{12}欠乏が多いことが報告されていいます[＊7]。

３大栄養素を助けるビタミンＢ群

ビタミンＢ群は、生体内のエネルギー代謝、生活習慣病の原因となるホモシステイン（メチオニンの代謝における中間生成物で生活習慣病の原因物質候補）などの代謝、ＤＮＡの合成と修復、免疫システムの制御など代謝に深く関与しています。

３大栄養素である糖質、脂質、およびタンパク質は、生体内で酵素により代謝されて、生体内のエネルギーに変換されます。この代謝が行われる際に、酵素の働きを補酵素として助けるのが主にビタミンＢ群で、主な関連部位を［図23］に示します。この図からも分かるように、ビタミンＢ群が不足・欠乏すると、３大栄養素はエネルギーに変換されにくくなるというわけです。

特に高齢者では、ビタミンＢ群は吸収が悪くなり、体内で不足し、３大栄養素のエネルギー変換などの生体の代謝がスムーズにいかなくなります。すると、生活習慣病などが増悪されますので、推奨量・目安量を超えた十分な摂取が必要であると考えられます。

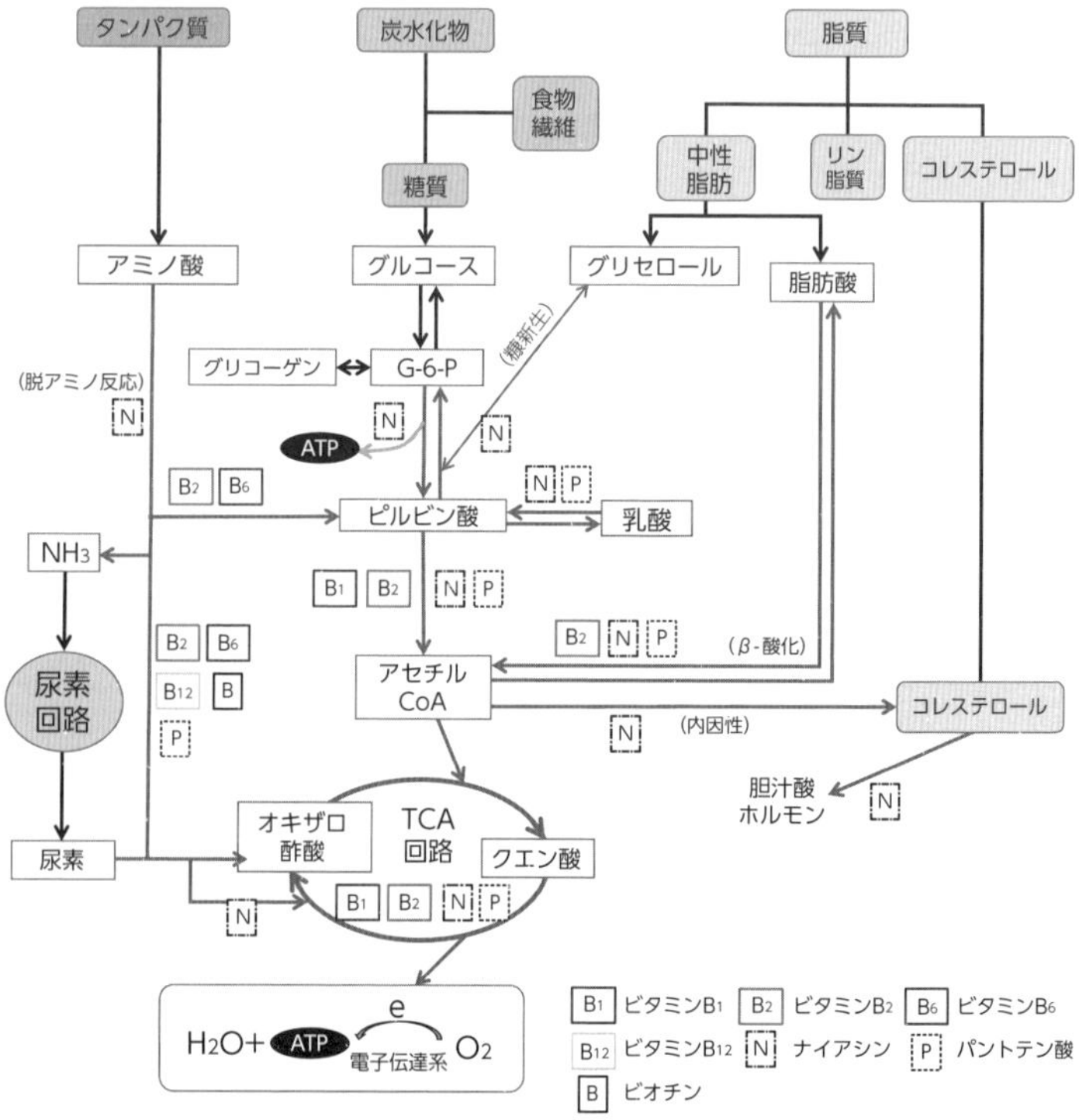

図 23　3大栄養素の主な代謝とビタミン B 群の補酵素との関係

ビタミン13種類のまとめ

ここではビタミン13種類を、［表４］脂溶性ビタミン、［表５］水溶性ビタミンとして、化学名、活性型、主な働き、推奨量・目安量、主な欠乏症および代表的な食品を一覧表にまとめました。

この一覧で示している推奨量・目安量は、日本人の食事摂取基準として、栄養欠乏にならない守りの量であり、消極的な尺度です。本書の主旨である老化を予防し、若々しく生きるためには、前述したように推奨量・目安量にとらわれることなく、積極的摂取をすることが大切です。

なお、ビタミンは発見されてからほぼ１００年もの間、栄養素と医薬品の両方面からの厳密なヒト関連研究がされていて、きちんとした安全性、毒性データも出ています。

推奨量		目安量		主な欠乏症	代表的な食品
男性	女性	男性	女性		
850μg RAE	650μg RAE	–	–	夜盲症 角膜軟化症 成長の遅延	タラ肝油 レバー うなぎ ニンジン
–	–	8.5μg	8.5μg	クル病 骨軟化症 筋力低下	さけ かつお
–	–	6.0mg	6.0mg	軽度出血性貧血 流産・不妊症 多発性ニューロパチー	まぐろ アーモンド ほうれん草 ピーナッツ
–	–	150μg	150μg	出血性素因 新生児脳内出血	納豆 ブロッコリー ほうれん草

表4　脂溶性ビタミンの化学名、活性型、主な働き、推奨量、目安量、主な欠乏症および代表的な食品

ビタミン	化学名	活性型	主な働き
A	レチノール	レチノール レチノイン酸 レチナール	・皮膚・粘膜を正常に保つ ・暗順応や視覚機能を保つ(レチナール) ・免疫を高める ・ラジカルを捕捉する(β- カロテン)
D	エルゴカルシフェロール(D_2) コレカルシフェロール(D_3)	1α,25$(OH)_2D_2$ 1α,25$(OH)_2D_3$	・カルシウムとリンの吸収を促進する ・筋肉へのカルシウムの輸送を助ける
E	トコフェロール トコトリエノール	トコフェロール トコフェロール -P	・骨・歯の成長を促進する ・フリーラジカルを捕捉する ・手足の血液の流れを活発にする ・ホルモン分泌を円滑にする
K	フィロキノン メナキノン	メナキノン - 4	・カルシウムとリンの吸収を促進する ・血液が凝固するのを助ける ・ラジカルを捕捉する

出典　日本人の食事摂取基準(2020 年版)　推奨量・目安量は 18〜29 歳を基準とする。
レチノール活性当量(μg RAE)=レチノール(μg)
+β-カロテン(μg)× 1/12
+β-クリプトキサンチン(μg)× 1/24
+その他のプロカロテチノイド(μg)× 24
トコフェロール -P:トコフェロールリン酸エステル

推奨量		目安量		主な欠乏症	代表的な食品
男性	女性	男性	女性		
1.4mg	1.1mg	—	—	脚気 ウェルニッケ脳症 末梢神経障害	大豆 豚肉 焼きのり
1.6mg	1.2mg	—	—	口角炎 口唇炎 口内炎 皮膚炎	鶏卵 牛乳 レバー
1.4mg	1.1mg	—	—	脂漏性湿疹 貧血 痙攣 認知障害	にんにく ぎんなん 鶏肉
2.4μg	2.4μg	—	—	巨赤芽球性貧血 末梢神経障害 脊髄障害 認知障害	レバー ほしのり しじみ
240μg	240μg	—	—	神経管欠損 巨赤芽球性貧血 下痢	ほうれん草 牛レバー
15mg NE	11mg NE	—	—	ペラグラ(意識障害、認知障害、皮膚炎) 筋固縮	キャベツ たらこ かつお まぐろ
—	—	50μg	50μg	皮膚炎 腸炎 筋肉痛 舌炎	レバー いわし 鶏卵
—	—	5mg	5mg	感覚異常症	レバー マシュルーム ピーナッツ
100mg	100mg	—	—	壊血病 出血傾向による神経障害	アセロラ ブロッコリー ピーマン レモン

表5　水溶性ビタミンの化学名、活性型、主な働き、推奨量、目安量、主な欠乏症および代表的な食品

ビタミン	化学名	活性型	主な働き
B_1	チアミン	チアミン2リン酸	・糖質からエネルギーを作り出すことを助ける ・神経の機能を正常に保つ
B_2	リボフラビン	FMN FAD	・脂肪がエネルギーに変わることを助ける ・皮膚・粘膜の発育に役立つ ・過酸化脂質を分解する
B_6	ピリドキシン ピリドキサール ピリドキサミン	ピリドキシン-5'-リン酸 ピリドキサール-5'-リン酸 ピリドキサミン-5'-リン酸	・タンパク質・脂質の代謝に役立つ ・神経伝達物質の合成に役立つ ・皮膚を正常に保つ
B_{12}	コバラミン	メチルコバラミン アデノシルコバラミン	・造血機能に役立つ ・脳や神経を正常に保つ
B_9 (葉酸)	プテロイル グルタミン酸	還元型葉酸に1炭素単位の総合体	・造血機能に役立つ ・細胞の発育に関与する核酸の生成を助ける
B_3 (ナイアシン)	ニコチン酸 ニコチン酸アミド	NAD, NADH NADP, NADPH	・胃腸の粘膜を正常に保つ ・体内のあらゆる代謝を整える ・エネルギー産生を高める ・アルコール分解を助ける
B_7 (ビオチン)	ビオチン	ビオチン	・脂肪酸やアミノ酸の代謝に役立つ ・皮膚の組織を正常にする
B_5 (パントテン酸)	パントテン酸	アセチルCoA	・脂肪・糖質の代謝に役立つ ・副腎皮質ホルモンの合成に役立つ
C	アスコルビン酸	アスコルビン酸	・ラジカルを捕捉する ・メラニン色素の生成を抑える ・コラーゲンを作るときに役立つ ・毛細血管を強くする

出典　日本人の食事摂取基準(2020年版)　推奨量・目安量は18～29歳を基準とする。
ナイアシン当量(mgNE)=ナイアシン(mg)+1/60トリプトファン(mg)
FMN：フラビンモノヌクレオチド
NAD：ニコチンアミドアデニンジヌクレオチド
NADP：ニコチンアミドアデニンジヌクレオチドリン酸

ミネラル

ミネラルとは炭素・水素・窒素・酸素以外の元素であり、有機物を灰化（試料を加熱・酸化して有機物を取り除き、不揮発性の無機物にすること）して除いた成分をいい、無機質、灰分などともいわれています。

必須ミネラルとは、生命活動を維持するために必要とされるもので、比較的多量を必要とする多量ミネラルと、少量を必要とする微量ミネラルがあります。

日本では13元素（多量ミネラルとしてはナトリウム、カリウム、カルシウム、マグネシウムおよびリン、微量ミネラルとしては鉄、亜鉛、銅、マンガン、ヨウ素、セレン、クロム、マンガン、およびモリブデン）が食事摂取基準の対象として厚生労働省により定められています。

日本の高齢者において、特に推奨量・目安量より不足しているミネラルはカルシウムです［表6］。

多くのミネラルの推奨量・目安量は高齢者（65歳以上）と成人（19~29歳）では、ほぼ一致していますが、加齢とともに、ミネラルが不足・欠乏して、加齢性疾患が発症しやすくなります。

例えば、加齢によりホルモンバランスが不全となり、カルシウム代謝が低下すると骨粗鬆症などになります。また、亜鉛が不足すると味覚障害が生じ、セレンが欠乏すると免疫不全になってしまいます。

高齢者には、干し海老、煮干し、チーズなどのカルシウム高含量の多い食品がおすすめです。また、カキ、豚レバーなどの亜鉛を含む食品の摂取も大切です。

高齢者におけるカルシウムの推奨量は６００～７５０㎎ですので、干し海老ですと１００g程度の量で十分となります。

なお、日本の土壌は適度にセレンを含んでいるため、農作物や飼料には相当量のセレンが含まれています。そのため、きちんと肉、野菜などを摂取していれば、セレンの不足に注意を図る必要はないといえるでしょう。

推奨量		目安量		主な欠乏症状	代表的な食品
男性	女性	男性	女性		
(＜7.5g)	(＜6.5g)	–	–	頭痛 めまい 筋力低下	食塩、塩ます ザーサイ
–	–	2500mg	2000mg	血圧上昇 食欲不振	大豆、小豆 アボガド
800mg	600mg	–	–	骨量の減少	干しエビ、煮干し チーズ
340mg	270mg	–	–	全身の不調	あおさ、豆腐 大豆
–	–	1000mg	800mg	骨代謝異常 副甲状腺亢進	ドジョウ、キンメダイ 凍り豆腐
7.5mg	6.5mg	–	–	貧血 冷え性	豚レバー、赤貝 のり
0.9mg	0.7mg	–	–	貧血 血管脆弱	牛レバー、イイダコ シシャモ
11mg	8mg	–	–	味覚異常 脱毛	カキ、豚レバー 牛肉
30μg	25μg	–	–	特になし	かつお節、たらこ まぐろ赤身
130μg	130μg	–	–	甲状腺機能減退	昆布、ひじき わかめ
–	–	4mg	3.5mg	特になし	玄米、モロヘイヤ 大豆
–	–	10μg	10μg	足が攣る	ひじき、きな粉 ホタテ
30μg	25μg	–	–	高尿酸値	大豆、エンドウ そら豆

表6　ミネラルの元素記号、体内貯蔵量、主な働き、推奨量、目安量、主な欠乏症状および代表的な食品

ミネラル名	元素記号	体内貯蔵量	主な働き
ナトリウム	Na	約100g	・水分量を調節する ・筋肉を弛緩する
カリウム	K	約120g	・浸透圧を維持する ・血圧の上昇を抑える
カルシウム	Ca	約1kg	・骨や歯の材料となる ・精神を安定させる
マグネシウム	Mg	20～30g	・筋肉を収縮する ・体温や血圧を調節する ・骨の材料になる
リン	P	約600g	・骨や歯の材料となる ・細胞の成長を助ける
鉄	Fe	3～4g	・赤血球中のヘモグロビンの成分となる ・解毒酵素の補因子となる
銅	Cu	100～150mg	・赤血球中のヘモグロビンの成分となる ・抗酸化力で血管を強化する
亜鉛	Zn	約2g	・味覚・臭覚を正常に保つ ・発育を助ける
セレン	Se	－	・抗酸化酵素の補因子となる
ヨウ素	I	－	・甲状腺ホルモンの成分である ・基礎代謝を高める
マンガン	Mn	－	・生殖機能を維持する ・代謝や成長を助ける
クロム	Cr	－	・体温や血圧を調節する ・インスリンの働きを助ける
モリブデン	Mo	－	・尿酸を作る

出典　日本人の食事摂取基準(2020年版)　推奨量・目安量は18～29歳を基準とする。
ナトリウムは食塩目標量。

ビタミン・ミネラルの過剰症

ビタミン・ミネラルを過剰に摂取すると、脱毛、唇のひび割れ、皮膚の乾燥、骨の脆弱化、頭痛、血液中のカルシウム濃度上昇、頭蓋内圧の上昇などが起こる場合もあります。カルシウムの場合には結石、リンの場合には骨軟化症などがあり、積極的な摂取を行う際、耐容上限量が表示されているものについては注意が必要です［表7］。

表7　高齢者（65歳以上）における
ビタミン・ミネラルの耐容上限量

ビタミン	1日当たりの耐容上限量
ビタミンA	2700 μg
ビタミンD	100 μg
ビタミンE	650-850 mg
ナイアシン	250-300 mg
ビタミンB_6	40-50 mg
葉酸	900 μg

ミネラル	1日当たりの耐容上限量
カルシウム	2500 mg
リン	3000 mg
鉄	40-50 mg
亜鉛	30-40 mg
銅	7 mg
マンガン	11 mg
ヨウ素	3000 mg
セレン	350-450 μg
クロム	500 μg
モリブデン	600 μg

出典　日本人の食事摂取基準（2020年版）

抗酸化ビタミン

老化の促進因子として注目されているものの一つに、体内で錆のようなものが作られやすくなる酸化ストレスがあります。酸化ストレスを低減するためには、酸化を防ぐ抗酸化物質が必要となります。13種類あるビタミンのうち、抗酸化作用を持つものを抗酸化ビタミンといいます。代表的なものとしてビタミンＡ（β－カロテンはその前駆体）、ビタミンＣ、ビタミンＥがあり、総称してビタミンＡＣＥ（エース）と呼ばれています。その他にビタミンＫ、ビタミンB_1、ビタミンB_2、ビタミンB_6、ビタミンＤも直接的、または間接的に体内の酸化を防ぐ作用があります。

高齢者に対して抗酸化ビタミンのおすすめ摂取量は、推奨量または目安量から耐容上限量の間の量、または耐容上限量が設定されていないものに関しては、推奨量、目安量をはるかに超えた量が望ましいと考えています。

具体的には、１日当たりの量で、ビタミンＣでは１g程度であり、ビタミンＥでは１００㎎から４００㎎であり、ビタミンＫでは１５０μg以上です。ビタミンＣおよびビタミンＫでは通常、高濃度でも毒性が出にくく、耐容上限量が設定されていません。しかしながら、ワーファリンはビタミンＫと相互作用を起こすことから、ワーファリン服用者ではビタミンＫ摂取制限が指摘されていて、１日当たり１５０μgの摂取を目指すことが最適とされています［＊8］。

　また、高齢者の食事摂取に関しては、どの食品をどのくらい摂れば適量になるかは、日本食品成分表などでビタミン含量を調べて、調理などによる含量低下も考慮に入れると予想がつきやすいと思います。

　ただし、積極的な摂取をする場合は、食品のみですと食品を多量に摂らなければならず、現実的ではありません。したがって、サプリメントなどの健康食品から摂取することをおすすめします。

　特に、高齢になると食も細くなりがちで、栄養素の吸収率も低くなり、また個人差もありますので、耐容上限量がある場合はその範囲内、ない場合は、徐々に摂取量を上げて、解消したい不調が解決できる摂取量を知ることが重要です。

注
＊1　日本人の食事摂取基準（2020年版）より。
＊2　食品中の必須アミノ酸が、FAO（国際連合食糧農業機関）、WHO（世界保健機構）などの基準値と比較して、必須アミノ酸の含有比率がどれだけかを評価する数値。
＊3　1973年以前に使用されていた数値で、それ以後はアミノ酸スコアとして表示されている。アミノ酸スコアとプロテインスコアでは基準値が異なるため、両者には若干の数字のずれが生じる。
＊4　ある生物が他の生物を捕食する場合、食う側の動物。
＊5　γ－カルボキシル化されたグルタミン酸、つまりγ－カルボキシグルタミン酸（Gla）というアミノ酸を含むタ

ンパク質。

＊6　Popa DS, et al. (2021). Antioxidants (Basel), 10(4), 566.

＊7　Wong CW, (2015). Hong Kong Med J, 21(2), 155-164.

＊8　佐藤陽子ほか、「食品衛生学雑誌」、56巻4号、157－165頁、2015年

第4章　抗老化作用が注目される栄養素

エネルギー産生・長寿遺伝子の活性化に働く栄養素

老化とは、生命活動に必要なエネルギーの産生に必要な物質が少なくなり、エネルギー産生が順調に行われなくなることであります。

また、老化制御につながる長寿遺伝子（サーチュイン遺伝子）が発動しにくくなることでもあります。

ここでは、エネルギー産生に必要な物質およびサーチュイン遺伝子の発現を支える栄養素について解説します。

ＮＭＮ（ニコチンアミドモノヌクレオチド）とＮＲ（ニコチンアミドリボシド）

加齢に伴い、生体内ではニコチンアミドアデニンジヌクレオチド（ＮＡＤ）という分子が減少していきます。その結果、エネルギー産生が低下し、長寿に関係するサーチュインという酵素の活性が低下し、さらに遺伝子の過ちを元に戻す修復酵素の活性が低下していきます。

ＮＡＤはナイアシンやトリプトファンから産生される物質であり、生命維持に大切な酸化還元反応など幅広い酵素の働きを助けます。そのため老化で減少したＮＡＤを補充することが抗老化対策で重要となります。しかし、加齢に伴いナイアシンやトリプトファンからＮＡＤへ変換しにくくなります。そこで、現在、ＮＡＤに変換しやすいＮＭＮとＮＲが注目されています［図24］。

従来、細胞膜に入る際にはＮＭＮがＮＲに変換された後に入るとされていましたが、ＮＭＮが直接細胞に取り込まれるルートが見つかり、ＮＭＮとＮＲは世界的に抗老化栄養素の一つとして注目されてきています。

細胞内に取り込まれたＮＭＮとＮＲはＮＡＤに変換されて、ミトコンドリアや核内で抗老化に対する種々の働きをします。ミトコンドリアではミトコンドリアの合成、ミトコンドリアの断片化を予防し、核内ではストレス抵抗性を上げ、ＤＮＡの修復能を回復させ、エピゲノムを調整し炎症を抑え、細胞生存率を上げます［図25］。

なお、ＮＭＮでは５００㎎／日、ＮＲでは１０００㎎／日まで、長期投与してもヒトにおいて安全性上の問題はないことが確認されており、体内のＮＡＤ濃度が増加することが認められています［＊1］［＊2］。

ＮＭＮは経口投与（１２５㎎／日、４週間）すると肌のうるおい、肌の弾力の改善が認められるので、機能性表示食品として届けられています。老化が最も現れやすい肌以外ではヒトにおける老化予防に関連する作用については、現在、研究、臨床試験が進められている段階であり、今後、より確実な結果が待たれるといえるでしょう。

また、ＮＭＮは医薬品でも食品添加物でもなく、含量規格の設定がされていないので、さまざまな企業によりいろいろな含量の製品が販売されているため、品質にはばらつきがあり注意が必要です。

第５章において、サプリメントの効果的摂取について記述していますので、参考にしてください。

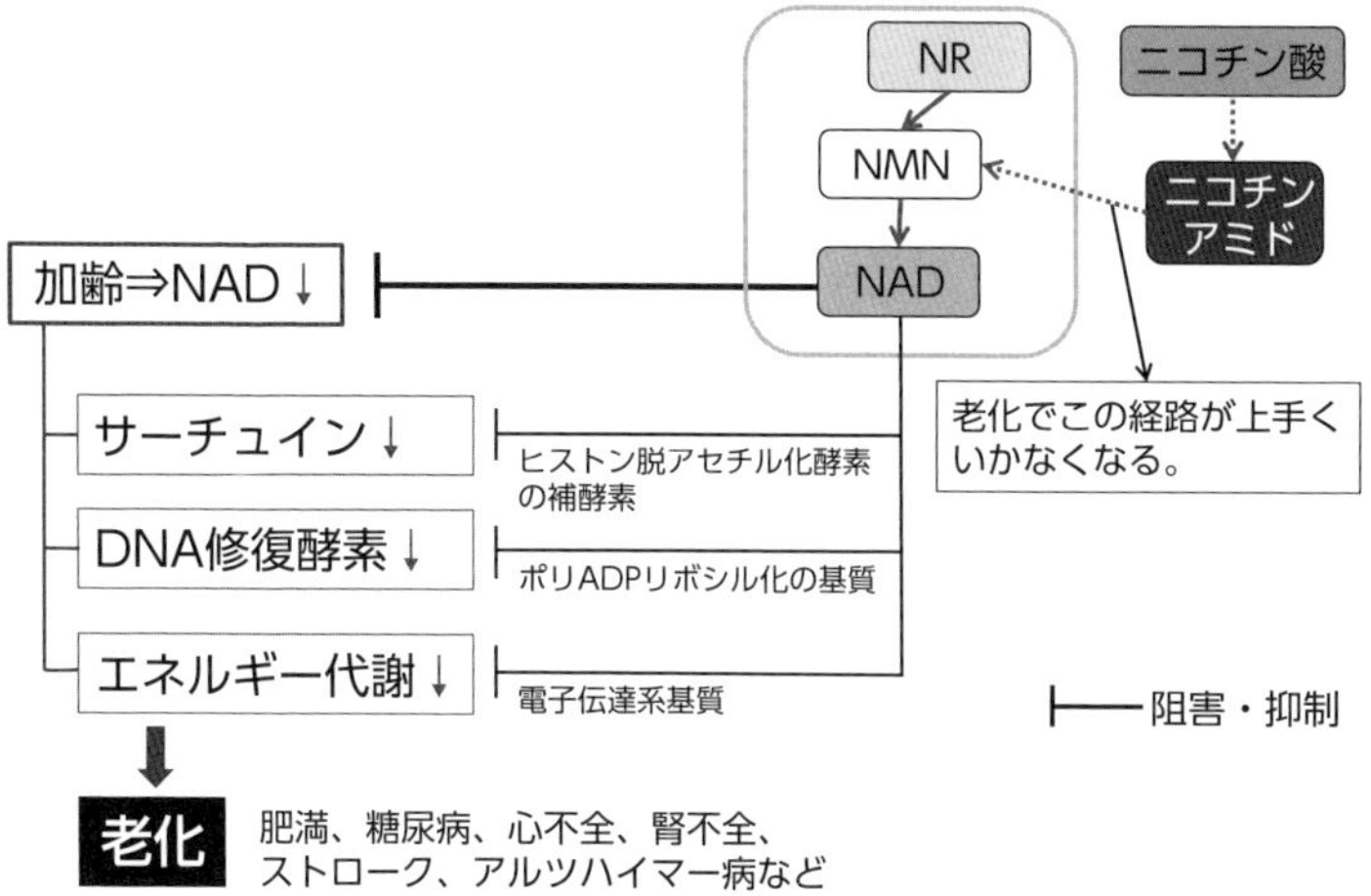

図 24　NMN、NR の抗老化作用

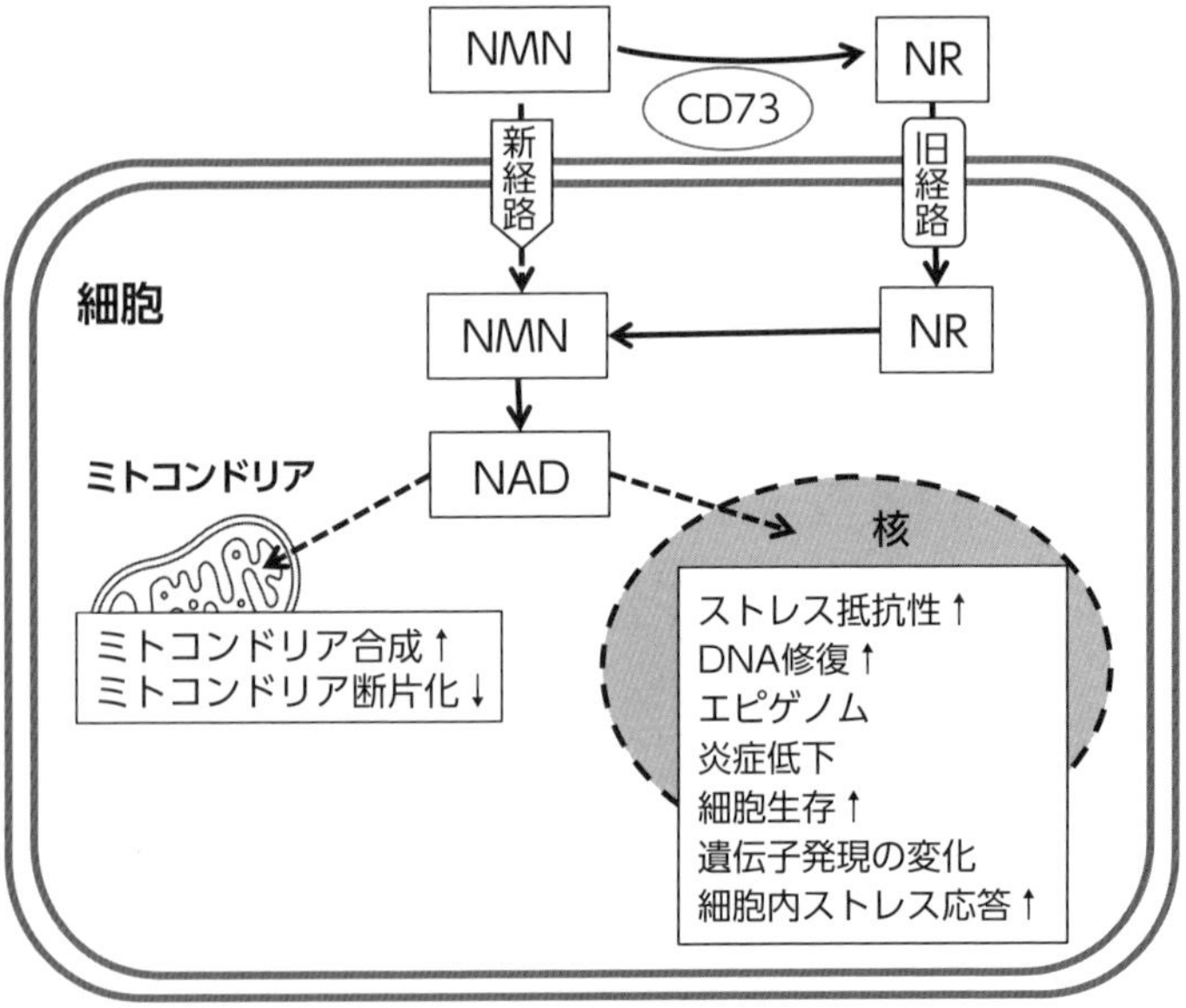

図 25　NMN、NR の細胞内の移行性と働き

コエンザイムＱ10

コエンザイムＱは、植物、バクテリア、菌類など、すべての動物組織の細胞内で生合成され、細胞の維持に重要な役割を果たしているビタミン様物質です。ビタミン様物質とはビタミンに似た生理作用を持つ有機化合物です。

コエンザイムＱは動植物に広く分布をし、ベンゾキノン骨格にいろいろな長さのイソプレン側鎖がついています。ヒトではイソプレン側鎖が10であるコエンザイムＱ10が合成されています［図26］。

コエンザイムＱは微量で体内の代謝、特にエネルギー産生の必須分子であり、抗酸化作用も持っています。現在は、医療用医薬品では基礎治療施行中の軽度および中等度のうっ血性心不全症状に対して処方され、一般医薬品では「動悸、息切れ、むくみ」の緩和などに使用されています。さらに、サプリメントなどでは疲労回復などの目的に使用されています。

摂取されたコエンザイムＱ10は細胞内に取り込まれて、エネルギー産生の元であるミトコンドリアにも移行することが確認されています。また、コエンザイムＱ10はＮＡＤ同様、加齢とともに下がりますので、ＮＭＮ、ＮＲと同様に抗老化栄養素として注目されています。

コエンザイムＱ10の医薬品としての用量は30㎎／日ですが、サプリメントの摂取量は１００～３００㎎／日となっています。この理由は、明確にはされていませんが、最初に医薬品として30㎎の用量で開発され、後に食薬区分で食品になり、高用量になったという経緯があります。

機能性表示食品としては、「細胞のエネルギー産生を助け、日常生活で起こる疲労感を軽減する」という機能を表示することができます［＊3］。

老化に対する効果についてはまだエビデンスが少ないですが、今後、さらなる研究結果に期待が持たれることでしょう［＊4］。

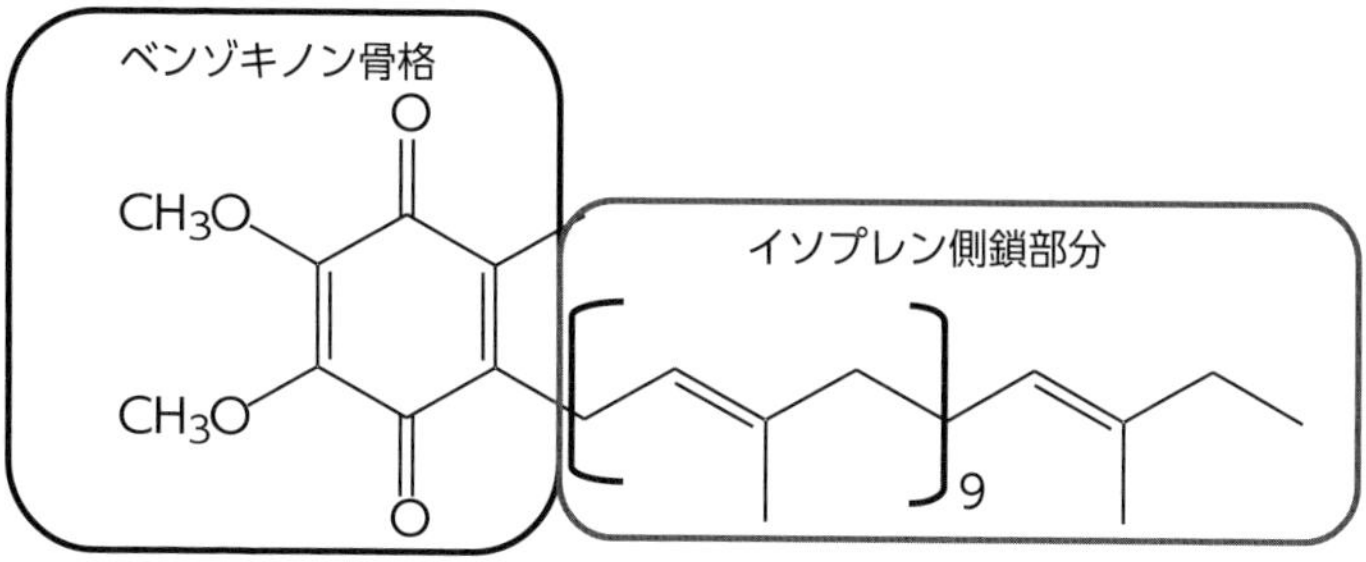

コエンザイム Q10（CoQ 10, ユビキノン-10, ユビデカレノン）
2,3-demethoxy-5-methyl-6-decaprenyl-1,4-benzoquinone

図 26　コエンザイム Q 同族体の構造とその分布

レスベラトロール

レスベラトロールは赤ワインに含まれる成分で、ポリフェノールの一種です。強力な抗酸化作用を持ち、古くから健康によいものとして知られています。

フランス人は過度の肉食や飲酒をしているにもかかわらず、他の西欧諸国に比べて、冠状動脈性心臓病による死亡率が比較的少ないという逆説（フレンチパラドックス）が、赤ワインのレスベラトロールの摂取によるものとして説明されています。

レスベラトロールは、動物実験などにより酸化ストレスの軽減、アポトーシスの制御、炎症の軽減およびミトコンドリア機能の改善などが確認されていて、心疾患、不妊、フレイル、骨粗鬆症、神経障害、がんなどの老化関連疾患の予防にもよいとされています［図27］［＊5］。

また、レスベラトロールは機能性表示食品であり、150〜200mg／日で「中高年の加齢により低下する認知機能の一部である記憶力を維持する」という機能性が表示されています。

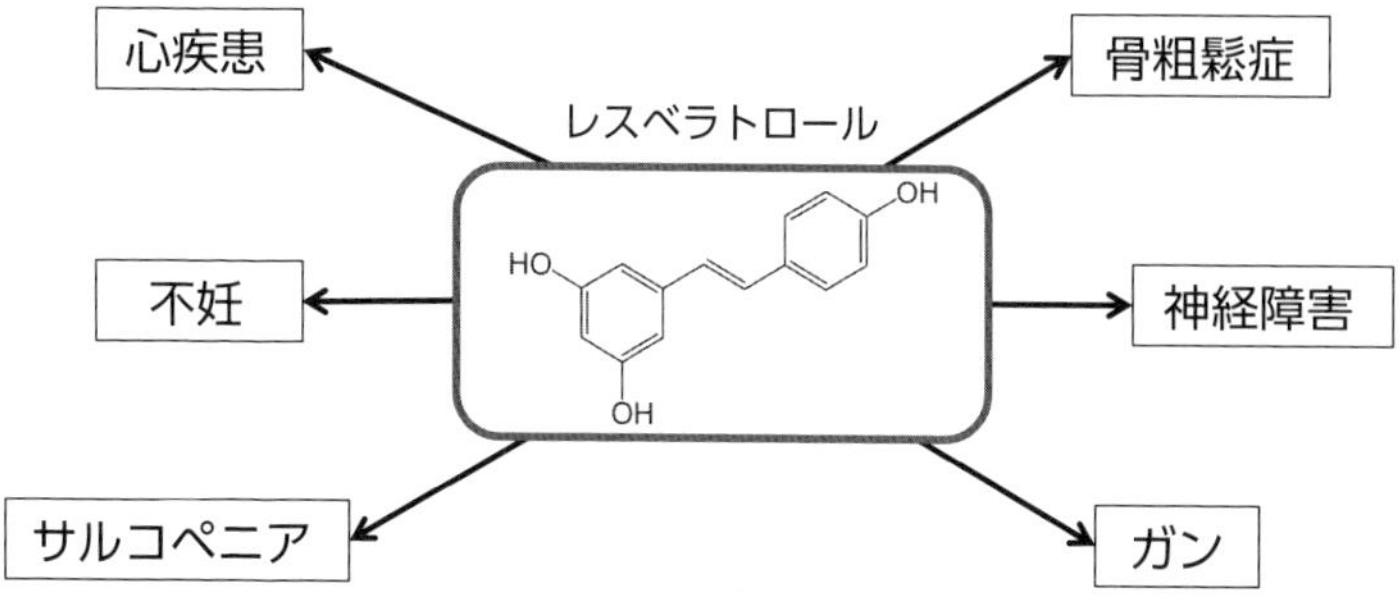

図 27　加齢性疾患に対するレスベラトロールの予防効果

DHA・EPA

魚に含まれている油は、からだによいといわれています。その理由は、魚油に多く含まれているDHA（ドコサヘキサエン酸）やEPA（エイコサペンタエン酸）が生体にとってよい働きをするためです。

DHAとEPAは構造式からn－3脂肪酸（ω－3脂肪酸）と呼ばれています。二重結合を持つ脂肪酸にはn－6脂肪酸（アラキドン酸など）とn－3脂肪酸がありますが、老化予防と関係が深い脂肪酸は魚油とも呼ばれているn－3脂肪酸です。EPAやDHAは、さばやいわしなどの青魚に多く含まれています。

n－3系脂肪酸には抗炎症効果があり、老化に付随する慢性炎症を軽減します［＊6］。DHA・EPAは機能性表示食品の関与成分であり、中性脂肪低下作用、認知精度向上作用などがあり、1日の摂取量の目安はそれぞれ100～400㎎程度です。

また、日本人が長寿であるといわれている理由の一つに、納豆とともに魚油を多く摂っているからであるという説もあります。

免疫機能の活性化と免疫システムの作成に働く栄養素

自然免疫を賦活する栄養素

「老化は免疫調節の破綻に起こる」といわれています。免疫を調節している礎《いしずえ》は免疫細胞ですので、老化は加齢による免疫細胞の変化と考えています。

前述したように、免疫には第1次防御システムの自然免疫と第2次防御システムの獲得免疫という二つがありますが、老化とともに獲得免疫は低下します。その主な原因は胸腺の萎縮です。胸腺は心臓の前にあるリンパ組織であり、10歳代前後で30～40g程度に達しますが、その後急速に退縮して、70歳代ではほとんどが脂肪組織に代わります。

胸腺の働きは、主にT細胞を分化させていろいろな機能を持たせる獲得免疫に関与します。胸腺が退縮した老化の段階では、獲得免疫の働きを期待しにくくなりますので、自然免疫を賦活するタンパク質、ビタミン・ミネラル、DHA・EPAなどの免疫賦活栄養素の摂取が重要になります。

なお、免疫機能と加齢による変化については、拙著『免疫は栄養がつくる　ウイルスに負けないために』で詳しく解説していますので、ご興味のある方はご一読ください［＊7］。

プレバイオティクスとプロバイオティクス

免疫システムの70％は腸内で作られるために、プレバイオティクス（オリゴ糖・食物繊維）とプロバイオティクス（乳酸菌、ビフィズス菌などの善玉菌）により腸内免疫を健全に保つことも重要になります。

食物繊維は複雑な構造をした炭水化合物で、プロバイオティクス（からだによい影響を与える腸内微生物）の栄養源（プレバイオティクス）となり、短鎖脂肪酸（酢酸、プロピオン酸、酪酸など）の産生を促し、粘膜炎症などを軽減します。

プレバイオティクスとプロバイオティクスの併用はシンバイオティクスと呼ばれ、プロバイオティクスの有効成分を抽出したものは、バイオジェニックスといわれていて、乳酸菌・ビフィズス菌などの善玉菌を殺菌し、その菌体と代謝物は、ポストバイオティクスと呼ばれています［図28］。バイオジェニックスやポストバイオティクスは、殺菌された菌体を使用しているので、生菌を対象とするプロバイオティクスよりも、摂取菌数の制限がなく、品質も一定に保てるので、急激に成長している分野です。

健康に有益な乳酸菌、ビフィズス菌などのプロバイオティクスは、古くから摂取されていて、いわゆる長寿地域で広く愛用されています。つまり、腸内環境をよいバランスに整えることが、抗老化につながることになります。

なお、最近では、加齢に伴う腸内細菌叢の変化とともにパネート細胞［＊8］が減少することで自然免疫が低下することも発表されています［＊9］。

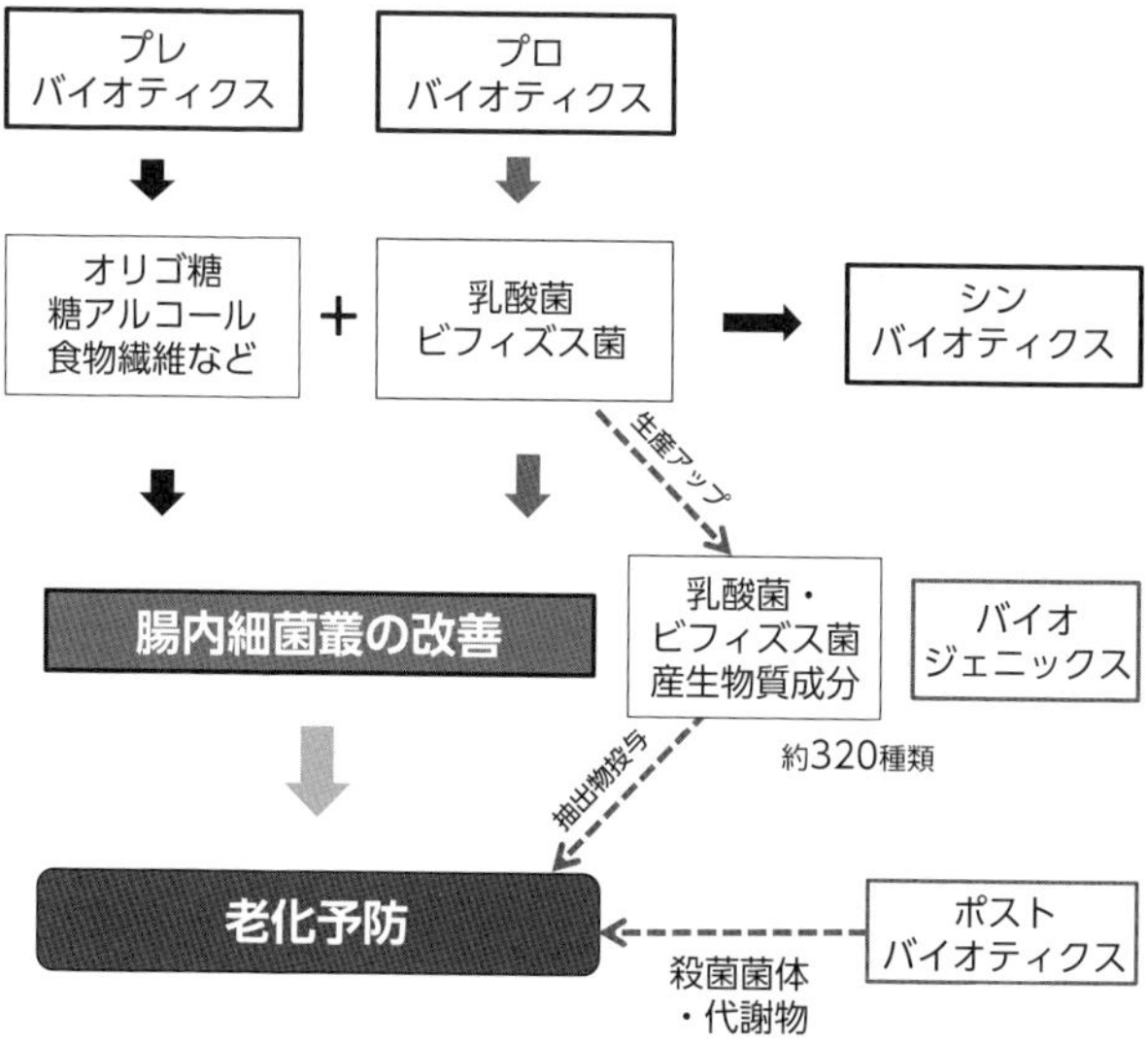

図28　プレバイオティクス、プロバイオティクス、シンバイオティクス、バイオジェニックスおよびポストバイオティクス

テロメアの短縮を抑える栄養素

テロメアとはからだを作る細胞の染色体の端にあり、「細胞分裂の回数券」ともいわれています。テロメアはテロメラーゼという酵素の活性により、伸長されます。テロメアの長さががんや動脈硬化といったさまざまな病気に関係しており、健康で長生きをするにはこのテロメアの長さが鍵を握ります。

テロメアの短縮は酸化ストレス、炎症・細胞分裂、DNAの傷害などで生じますが、ビタミンC・E・A・D、n－3脂肪酸、ポリフェノールなどの抗酸化・抗炎症物質の摂取によりそれを防ぐことが知られています。

また、マグネシウム、亜鉛、葉酸、ナイアシンなどが欠乏するとDNA傷害などが生じ、テロメアの短縮が起こることも知られています。総じて、ビタミン、ミネラル、n－3脂肪酸などの十分な摂取でテロメアの短縮は抑えることが可能です［図29］［＊10］。

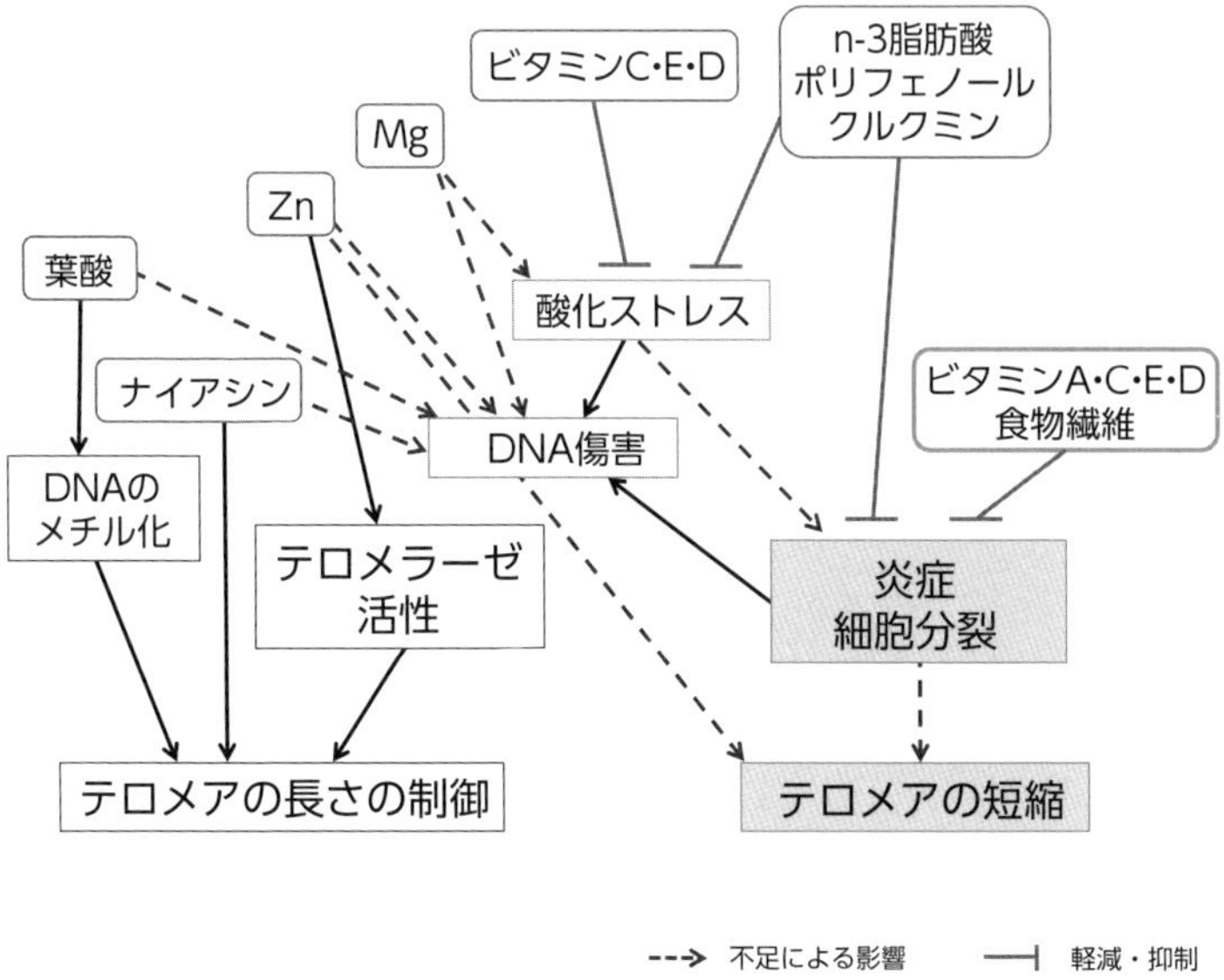

図 29　主なテロメアの長さに影響する栄養素

オートファジーの活性化に働く栄養素

オートファジーとは、細胞内で不要となったタンパク質を分解、再利用して細胞の恒常性を保つシステムです。なお、オートファジーの機能が低下すると生活習慣病、神経変性疾患、肝臓がん、心臓病、心不全などの疾患に罹りやすくなるといわれています［＊11］。

オートファジーの活性化に働く栄養としては、カテキン（緑茶成分）、レスベラトロール（赤ワイン）、アスタキサンチン（いくら、さけ、エビ）、スペルミジン（納豆、きのこ、味噌、醤油など）などがあります。オートファジーの活性化は機能性表示と直接的には関係がありませんので、オートファジーの活性化に必要な量を議論することはできませんが、これら栄養素は機能性表示食品では、カテキンで150〜540㎎、アスタキサンチンで4〜12㎎とされています。スペルミジンは、サプリメントの利用例から、およそ10㎎を摂取量とされています。

なお、オートファジーの活性化を抑えるルビコンというタンパク質が、加齢とともに蓄積されることが明らかにされていますので、ルビコンを抑制することにより、老化予防が期待できると考えます。

ゾンビ細胞の除去に働く栄養素

前述したように、ゾンビ細胞とは死なずに臓器や組織の中に残ってたまっていく細胞で、サイトカイン、ケモカインなどのさまざまな炎症性タンパク質を細胞外へと分泌して、いろいろな組織に炎症を引き起こしています。

このゾンビ細胞の除去により老化が予防できます。ゾンビ細胞の除去をセノリティクスと呼び、セノリティクスの栄養素には、ケルセチン（フラボノール、柑橘類、たまねぎ、蕎麦）、フィセチン（フラボノール、植物成分）などがあります。また、医薬品などではダサチニブ（抗悪性腫瘍剤）などにもゾンビ細胞除去の作用があるとされています。

ゾンビ細胞の除去に対するケルセチンのおすすめ摂取量は分かりませんが、機能性表示食品における関節の動きのサポート、ストレス・緊張の緩和などでは、１００㎎ほどが使用されています。また、フィセチンは機能性表示食品ではありませんが、サプリメントとして１００㎎が使用されています。

注
＊1　Nadeeshani H, et al. (2022). J Adv Res, 37, 267-278.
＊2　Cercillieux A, et al. (2022). Cell Mol Life Sci, 79, 463.
＊3　阿部皓一、「食品と容器」、60巻7号、４１９－４２２頁、２０１９年

＊4 Barcelos IP and Haas RH (2019). Biology, 8(2), 28.
＊5 Zhou DD, et al. (2021). Oxid Med Cell Longev,2021:9932218.
＊6 Sakai C, et al. (2017). PLoS One, 2017 Nov 9;12 (11), e0187934.
＊7 阿部皓一、『免疫は栄養がつくる　ウイルスに負けないために』、阿部出版、２０２２年
＊8 小腸において微生物に対する防御因子を備える細胞
＊9 中村公則、「腸内細菌学雑誌」、33、１２９－１３５頁、２０１９年
＊10 Paul L, (2011). J Nutr Biochem, 22(10), 895-901.
＊11 吉森保、『LIFE SCIENCE』、日経ＢＰ、２０２０年

第5章　抗老化に効果をもたらす食事療法

加齢性疾患を予防する世界の食事療法

我々のからだは我々の食べた栄養素から構成されており、老化が我々のからだに起こる現象であるため、毎日摂る栄養素が老化予防のキーポイントの一つであると考えられます。

昨今、老化予防に効果があるといわれる食事療法が注目されています。ここでは、世界で注目されている食事療法を、加齢性疾患との関係を中心にまとめていきます。

低GI食

低GI（グリセミック・インデックス）食とは、血糖値が上がりにくい、GIが低い食品が中心の食事のことをいいます。

消化吸収が早い糖質を摂ると血糖値が急激に上がり、それだけインスリンも一気に大量分泌されますが、ゆっくり吸収される糖質はインスリンの分泌も緩やかになります。この「インスリンの出方」を数値で表したものを、「グリセミック・インデックス」といい、略してGI値といいます。

主な低GI食には豆類（豆腐、納豆、枝豆）、野菜類（ごぼう、トマト、たまねぎ、キャベツ、ブロッコリー）、果物（りんご、ぶどう）、きのこ、海藻などがあります［表８］。高血糖値が続くと糖尿病などに罹りやすくなり、老化が進む要因にもなりますので、ＧＩ値が低い食品を積極的に摂取することをおすすめします。

表８　低グリセミックインデックス 食品（GI 値 55 以下）

食品名	GI 値
野菜、きのこ、海藻	15 以下
大豆	15
果糖	23
ヨーグルト	25
牛乳	30
バター	30
レンズ豆	30
鶏卵	30
りんご	38
スパゲティ	41
ぶどう	46
オレンジジュース	46
肉、魚	40 ～ 50
アイスクリーム	50
キウイ	52
バナナ	53
さつま芋	54
そば	54
玄米ご飯	55
ライ麦パン	55
マンゴー	55

ケトン食

ケトン食とはケトン体濃度を持続的に増加させ、ケトーシス（ケトン体が血中に増加した状態）への誘導を目的に、十分な量のタンパク質と大量の脂肪を摂取し、炭水化物を可能な限り避ける食事療法です。

てんかんに対する絶食効果から考え出された食事療法であり、てんかん発作やがんの予防、脳老化予防などに効くとされています。

カリウム豊富食

カリウムを多く含む野菜を中心に摂取する食事療法です。急性炎症、組織崩壊病変の炎症を低下させる効果があるとされています。

低脂肪・高炭水化物食

タンパク質に対して炭水化物の割合がとても大きい食事です。脂肪細胞から分泌される善玉ホルモンの一種であるアディポネクチンを増加させる効果があります。

地中海食

イタリア、ギリシャ、スペインなどの地中海沿岸の国々の伝統のある食文化で、オリーブオイルを油脂の中心にした食事です。

糖質は全粒穀物、パスタなどの低ＧＩ値の食品を摂ります。獣肉が少なく、魚介類が多く、適量のナチュラルチーズ、ヨーグルト、フルーツ、野菜、オリーブオイル、ナッツなどを取り入れて、ビタミンが豊富です。

長寿食としては世界で最も注目されていて、認知症、心血管疾患、がんなどの死亡リスクが低いことも明らかにされています。地中海食を摂っている人は、テロメアの長さが長いことも分かっています［＊1］。

ＤＡＳＨ食

ＤＡＳＨとは（Dietary Approaches to Stop Hypertension）の略称であり、アメリカ国立衛生研究所に属する国立心肺血液研究所が高血圧などを予防し治療するために考案し、推奨している食事療法です。

ＤＡＳＨ食では、果物、野菜、全粒穀物、無脂肪または低脂肪の乳製品、魚、家禽、豆、ナッツ、および植物油を十分に摂取します。制限するのは食塩、砂糖、飽和脂肪が多く含まれている食品です。

DASH食の血圧降下作用は確認されており［＊2］、運動と組み合わせるとさらに効果が高まります［＊3］。

その他の食事療法

世界ではここに挙げた食事療法以外に、フルーツ食、南ヨーロッパ・大西洋食、食物繊維・低脂肪食、バルト海食、日本食などのさまざまなものが長寿食として効果を示しています。

長寿食と種々な疾患の関係

長寿食と疾患との関係をまとめると、［図30］、［図31］、［図32］のようになります［＊4］。いろいろな食事療法が重なり合って、我々の健康を維持・増進しています。

ヒトの健康状態はばらつきが大きく、これがベストであるという教科書的な食事療法はないと考えています。自分自身の健康状態・疾患の進行具合などを考えて、いろいろな食事療法を試して、最も体感が自覚できる食事療法を選択するのがよいと思います。

また、迷ったときには、医師、薬剤師、栄養管理士などの専門家に相談することも一法です。

それぞれの目的に合った食事をし、加齢性疾患を予防することは、老化予防にもつながると考えています。

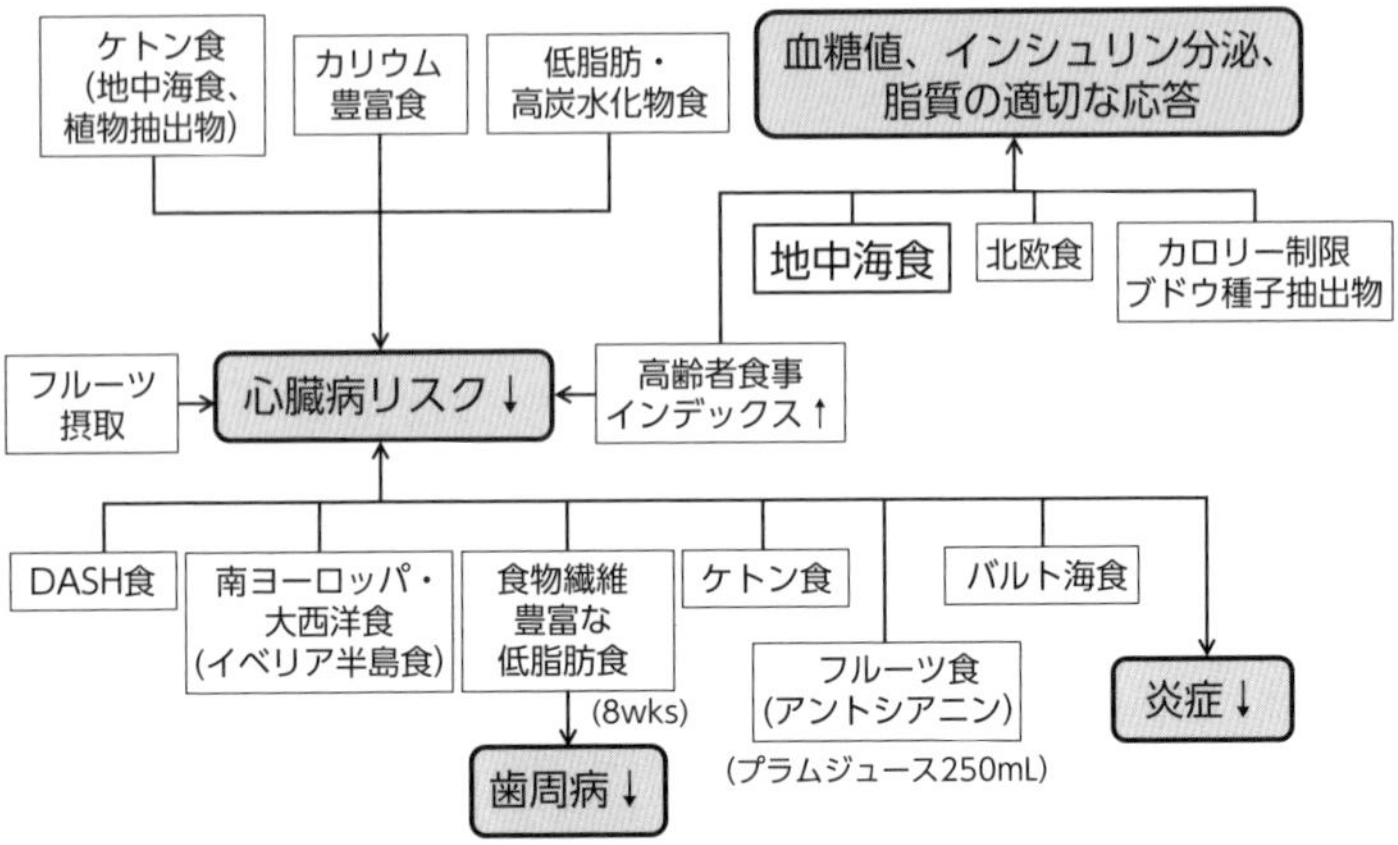

高齢者栄養インデックス；[10×血清アルブミン(g/dL)+[41.7×(現体重kg/理想体重kg)]
>98栄養リスクなし

図 30　心臓病リスク低減の各種食事療法

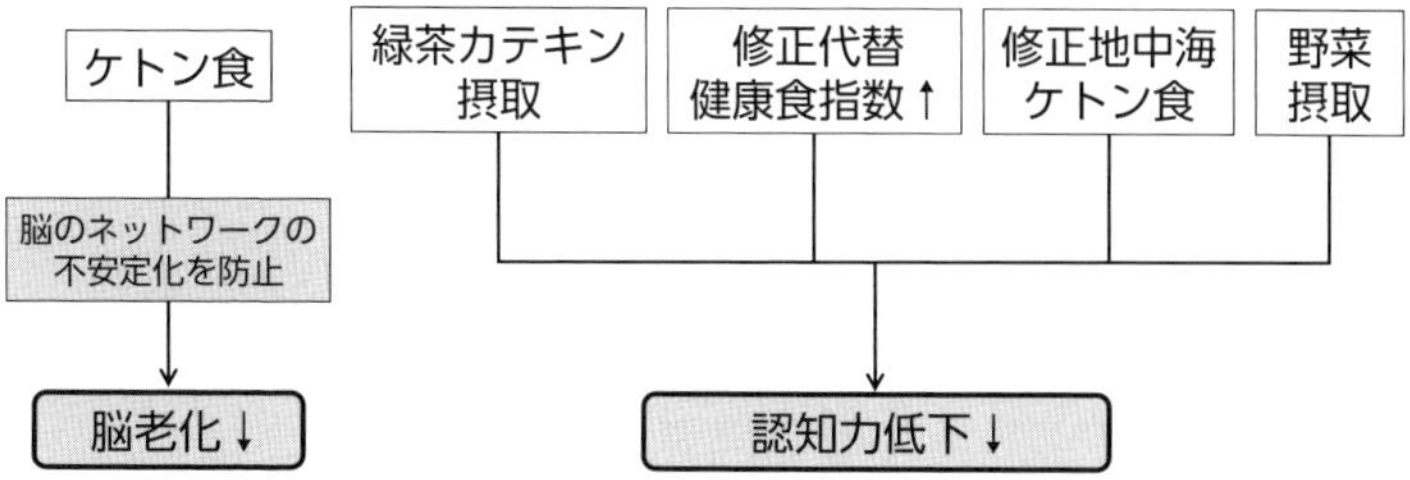

代替健康食指数；
全粒穀物、多価不飽和脂肪酸（PUFA)、ナッツ、長鎖オメガ3 脂肪酸の摂取量が高く、
赤身加工肉、精製粉、甘味料入飲料の摂取量が低い食事を反映した健康食指数

図 31　脳老化に対する各種食事療法の働き

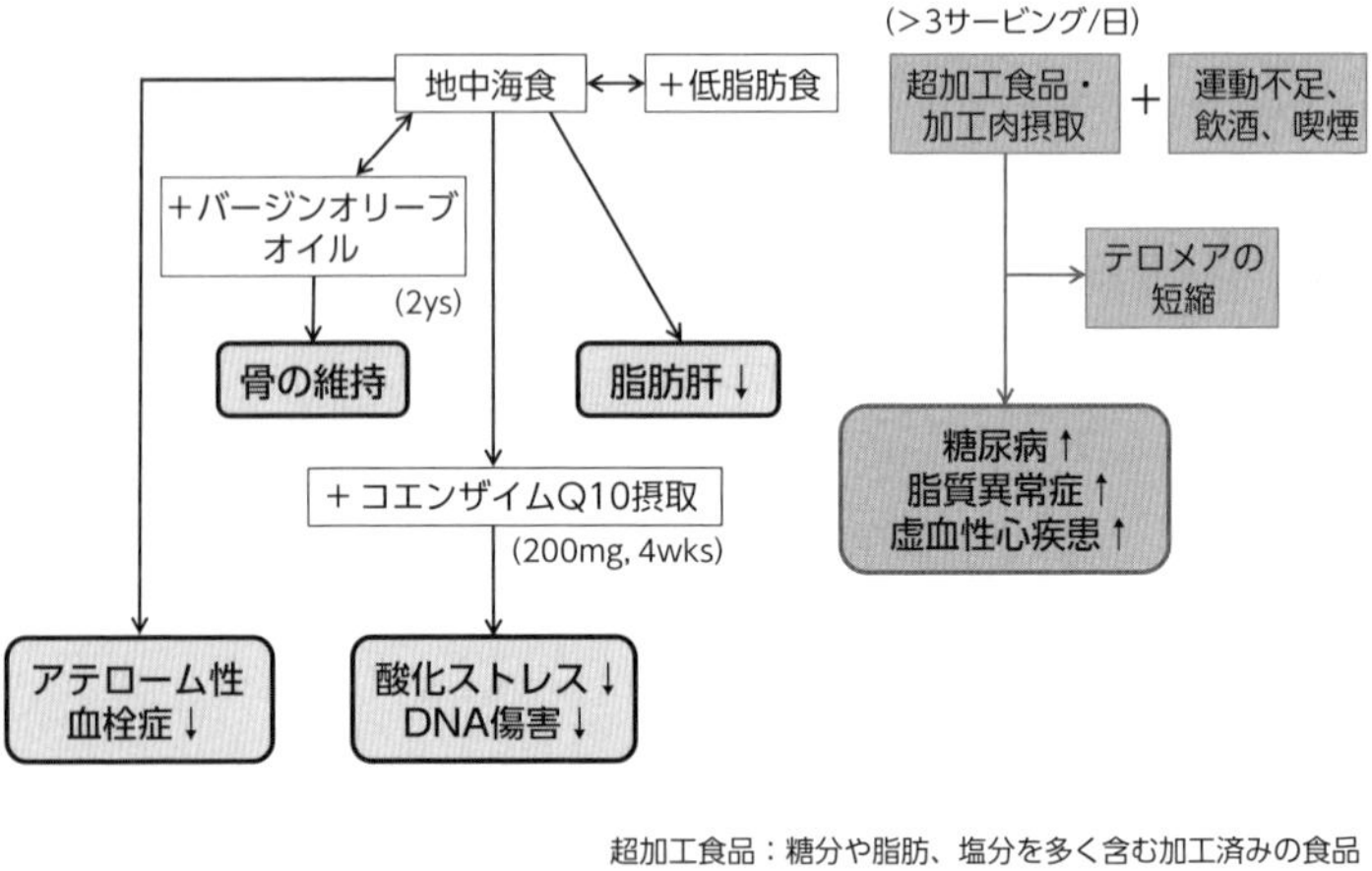

超加工食品：糖分や脂肪、塩分を多く含む加工済みの食品

図 32　加齢性疾患と食事療法との関係

フレイル予防のための食生活指針

老化を予防し健康寿命を延伸するためには、フレイルを予防する栄養素の摂取について、考えることが重要なポイントとなります。

長寿科学振興財団の健康長寿ネットでは、フレイルを予防するための15項目の食生活指針があります。

・3食のバランスをよく取り、欠食は絶対避ける。
・動物性タンパク質を十分に摂取する。
・魚と肉の摂取は１対１程度の割合にする。
・肉はさまざまな種類を摂取し、偏らないようにする。
・油脂類の摂取が不足にならないように注意する。
・牛乳は毎日２００㎖以上飲むようにする。
・野菜は緑黄色野菜、根野菜など豊富な種類を毎日食べ、火を通して摂取量を確保する。
・食欲がないときは、特におかずを先に食べ、ごはんを残す。
・食材の調理法や保存法を習熟する。
・酢、香辛料、香り野菜を十分に取り入れる。
・味見してから調味料を使う。

・和風、中華、洋風とさまざまな料理を取り入れる。
・会食の機会を豊富に作る。
・噛む力を維持するため、義歯は定期的に点検を受ける。
・健康情報を積極的に取り入れる。

この15項目は食事から栄養素を摂る際には、是非、心掛けたい鉄則であると考えます。しかしながら、誰もが理想的な食事をすることができるわけでなく、栄養素が不足・欠乏するケースも多々ありますので、サプリメントなどで積極的に補うことも大切であると私は考えています。

サプリメントの効果的な摂取のために

からだに必要な十分量の栄養素を、毎日の食事のみで摂取するのが難しい場合、サプリメントを上手に利用したいものです。ご自身の食事と組み合わせて、栄養素を補ったり、増やしたりするためにサプリメントを摂取するのが正しい栄養法です。

サプリメントを摂取する際の注意点がいくつかありますので、参考にしてください。

①サプリメントを摂る目的をしっかりと把握する

サプリメント摂取の目的は、ダイエット、ストレス軽減・睡眠改善、肌のケア、筋肉・骨のサポート、整腸、目の保護、感染予防、抗老化など、人によりいろいろあると思いますが、まず、的を絞ることが重要です。また、サプリメントには流行があり、流行っているからといって安易にサプリメントを摂るのは好ましくないと思います。

私の場合は、後期高齢者になりましたので、抗老化を最優先にして、ビタミンを中心にポリフェノールなどの抗酸化物質を十分量摂っています。

②品質保証がしっかりした製品を選ぶ

一般用医薬品・医薬部外品に関しては、ＧＭＰ（Good Manufacturing Practice：適正製造規範）などで品質保証が義務付けられていますので、品質に問題はないと思います。食品の場合は、食品ＧＭＰ、ＨＡＣＣＰ（Hazard Analysis and Critical Control Point：ハサップ）などの認証を受けた製造会社で製造された製品は品質を厳しくチェックしていますので、信頼できると思います。また、特保（特定保健用食品）や機能性表示食品として販売されている製品も信頼性は高いといえるでしょう。

③消費者相談窓口があるか

お客様の質問・苦情に対応するライン、相談窓口などがある会社は好ましいと思います。ときどき、外国からの安価品でトラブルが起きることがありますので、特に外国製品についてはある程度、規模の大きい会社の製品がよいと思います。

④成分表示をよくチェックする

成分名と摂取量がきちんと記載されている製品がよいと思います。また、天然品か、合成品かの違いが分かりやすく表示してあることも大切です。天然品は絶対に優れているという「天然物神話」もありますが、天然品と合成品とで成分が全く同じというものもあり、差があまりない場合も多々ありますので注意が必要です。

⑤記載されていている注意点を確認する

使用上の注意点などがパッケージに記載されている場合は、きちんと読み、気をつけるようにしましょう。なお、サプリメントの効果的な摂取法は食後、食間、朝・昼・晩、いつがよいのかという質問を受けることがありますが、それぞれ栄養成分と摂取の目的により異なります。一般的には、吸収などを考えて、食後の摂取をすすめられているケースが多いです。

⑥医薬品との相互作用に気をつける

医薬品との相互作用を考えて、注意深く摂る必要性があります。サプリメントと医薬品との相互作用に関して疑問点があれば、主治医、薬剤師、栄養管理士などの医療・栄養の専門家に相談してから摂取するようにしましょう。

注
＊1　Canudas S, et al. (2020). Adv Nutr, 11(6), 1544-1554.
＊2　Filippou C, et al. (2020). Adv Nutr, 11(5), 1150-1160.
＊3　Blumenthal JA, et al. (2010). Arch Intern Med(2), 170, 126-135.
＊4　Leitão C, et al. (2022). Nutrients, 14(3), 554.

おわりに

健康を維持するため必要なものは、平和、住居、教育、食品、収入の五つだといわれています。日本は平和であり、住居も一応、確保されていますので、栄養を勉強して、良質な食品を摂り、フレイルなどを予防して、人生100年時代を生きていただきたいと思います。

ここで、人生100年時代を生きるために羅針盤となる、私の大好きな三つの言葉を述べさせていただきます。

一つ目は、〝We are what we eat.〟です。私たちのからだは、私たちが食べている食品・栄養素からできているという意味です。食品などから摂る栄養が私たちのからだを作っているのですから、栄養を大切にしてください。

二つ目は〝To wish to be well is a part of becoming well.〟です。健康になりたいと願うことは、健康になることの一部分という意味で、心の健康の大切さを意味します。

三つ目は〝We are the sculptures of our everyday lives.〟です。これは、アメリカの彫刻家、バングルの言葉〝Cars are the sculptures of our everyday lives.〟を健康に言い換えたものので、健康は日常生活により作り上げられた彫刻のようなものという解釈であります。

長年、使用した我々のからだ（中古車）はいろいろなところで傷ついたり、へこんだりして、破綻しています。新車のようにピカピカにはなりませんが、悪いところを修理すれば、人生１００歳まで生きられる（走れる）ようにすることは可能です。つまり、エンジンの機能を元に戻し、へこんだところを直し、付属部品を修理し、タイヤを替えるなどをすれば、しっかりと運転できるということです。抗老化栄養素はエンジンの能力を元に戻し、車体の錆を取り、車内のごみを片付けて、新しいタイヤを提供するためのものと考えています。加えて、ドライバーの状態もよい状態に保つために、よい運動をして、よい睡眠を取り、よい心を持つことも大切です。

最後に、抗老化のためには、いろいろな栄養素が必要であると書きましたが、具体的に読者から何をどれくらい摂取すればいいのかと聞かれても、それには個体差があって一概に答えることは難しいと考えています。本書を参考にして、自分にとって必要な栄養素、必要量を学びながら、いろいろと工夫して抗老化栄養素を摂ってください。

ちなみに、私は、毎朝、食後にビタミン剤・抗酸化サプリメントなどを摂っています。その内訳は、免疫賦活と抗酸化力維持のために、ビタミンＤ・Ｅ・Ｃ製剤、ポリフェノールミックス製剤、ビタミンＡ・Ｃ肝油などになります。さらに、３大栄養素を円滑に利用するマルチビタミン剤とビタミンB_2製剤、末梢神経障害を予防するためにビタミンB_{12}（メコバラミン）を摂っています。また、タンパク質が不足気味と感じたときは、プロテイン・サプリメントを、ストレス過多を意識したときは、抗酸化サプリメントを増量して摂っています。

つまり、抗老化栄養素を積極的に摂っているということです。脂溶性ビタミン製剤に関しては、吸収のよい乳化製剤を選んでいます。なお、耐容上限量のある栄養素は、その範囲内での高用量を摂っています。「ビタミンの伝道師」としては、実践あるのみと考えて、いろいろなビタミンを摂るようにしています。そして、水は1日3ℓを飲んでいます。

私自身、抗老化栄養素・ビタミンなどを十分に摂り、皆さまとともに人生100年時代を元気に生き抜いていきたいと願っています。

推薦の言葉

日本ビタミン学会会長　**松浦達也**

阿部皓一先生には、現在、日本ビタミン学会会長特別補佐として、国内外のビタミンを含めた栄養の情報を随時報告していただいている。先生は、ご専門のビタミン学に加え、多くの分野における幅広い知識を有しておられ、先生とお話しするといつも感心させられる。

本書は、博識な阿部先生が書かれた人生１００年時代に大切な「栄養」を学びたい方にとって最適の書である。本書のスタンスは〝We are what we eat.〟であり、我々のからだは自分の食べたものでできているという観点から、自主的に健康を捉え、老化に抗う栄養を考えているところが魅力である。

第1章では、ヒトにより進行具合に大きなばらつきがある老化現象を遅らせて、多くの人が健康寿命を延伸できるために必要なことがまとめられている。

第2章では、非常に複雑な老化のメカニズム、からだの老化現象などを、最新の考え方を紹介しながら多方面から分かりやすく解説している。

第3章では、老化予防の栄養素を解説している。3大栄養素にビタミン、ミネラルさらに水を加えて6大栄養素として捉えている。特に本著者の専門領域であるビタミンの項は秀逸である。さらに、ファイトケミカルの重要性にも言及している。

第4章では、抗老化に役立つ栄養素として、最近話題になっているＮＭＮ（ニコチンアミドモノヌクレオチド）、ＮＲ（ニコチンアミドリボシド）、コエンザイムQ10、レスベラトロール、プロバイオティクスなどを分かりやすく説明し、さらにテロメアの短縮、オートファジーの活性化、ゾンビ細胞の除去などにかかわる栄養素にも言及している。この章を読むだけでも、最先端の抗老化栄養素が理解できる。

第5章では世界の健康食と老化を取り上げて、食事から老化をどのように予防できるかを説明し、フレイル予防の食事についても解説している。

人生１００年時代を生きる知恵には栄養が非常に大切なファクターであり、本書は抗老化食の基礎から最新の進歩までを分かりやすくまとめてあり、栄養学を学びたい方から医療従事者まで幅広くおすすめできる書である。

日本ビタミン学会

１９４９年5月に設立された世界に類のないビタミン学に特化した学会。「ビタミン学の進歩、発展に貢献し、国民の健康増進に寄与する」をモットーに、毎年、年次大会、市民公開講座を日本各地で開催する。また、出版事業、講演会の開催など、ビタミンに関するさまざまなニーズに応えるべく活発な活動を行っている。

推薦の言葉

株式会社ＳＳＦＫ研修センター理事　**植草正男**

老化を抗《あらが》うことは人類永遠のテーマです。

秦の始皇帝はその絶大な権力を少しでも永く保つために、クレオパトラや楊貴妃は永遠に若さと美貌を保つために、ちなみに過去の記録の中で、人類最高齢は１２２歳のフランス人女性でしたが、米アルバート・アインシュタイン医科大学の研究グループによると、各国の死亡年齢などの統計データから人間の寿命には限界があるとの研究結果を発表しております。

ヒトが１２５歳を超える確率は１万分の１未満で、それを超えて生きられる可能性は低いともいわれている通り。不老不死は現段階では夢物語であり、一番重要なことは健康寿命を延ばすことにあるのではないでしょうか？　実際に、現在は平均寿命と健康寿命の乖離《かいり》を少しでもなくすべく、さまざまな取り組みが政府を挙げて行われており、少しでも元気なまま長生きし、あるとき、天に召されるのが最高の人生ではないかと思います。

現在、世界的にも適切な栄養素を摂取することで寿命を延ばすことはすでに発表されており、今回、阿部先生が上梓された本書はまさに１００歳でも元気で生きたい方々に最適な書です。

本書で印象的なのが、我々の固定観念や古い知識に対するアンチテーゼです。例えば冒頭から「攻めの栄養摂取」を提唱されており、通常、我々は厚生労働省が5年ごとに出す「日本人の栄養摂取基準」を念頭に考えておりますが、本書では、最低副作用発現量を前提とされながら、栄養学的補充と薬理作用の瀬戸際まで攻めるアプローチは非常に興味深い内容です。また、既定のＢＭＩ数値にこだわらない考え方についても、ＢＭＩと総死亡率の関係を基にアプローチされております。そして、老化のメカニズムを基本的な内容から細胞レベルや長寿遺伝子（サーチュイン遺伝子）などを含めて分かりやすく解説されております。

本書は栄養学のみならず、取り巻く関連知識も含め、分かりやすく、丁寧に説明されており、栄養学を全く学習されていない方でも読みやすい内容で、老化に抗うことを考えておられるすべての方に最適の書です。無論、栄養学のエキスパートの方々にも知識のアップデートとして、医療関係者の方々にも医学と栄養学の融合のために最適の書として自信を持って推薦させていただきます。

株式会社ＳＳＦＫ研修センター

一般社団法人 国際栄養食品協会の後援のもと、サプリメント管理士・サプリメント管理士マスター・ダイエットコーディネーターなどの資格認定業務や各種教育プログラムの企画を行っている。

阿部皓一　ABE Kouichi

薬学博士、日本ビタミン学会功労会員、武蔵野大学薬学部SSCI研究所分析センター長、昭和薬科大学学外委員、株式会社メグビー顧問、株式会社SSFK研修センター顧問、エーザイ株式会社コンシューマーhhc事業部顧問、株式会社ミネラックス顧問、株式会社LOVESTYLE取締役。1971年東京大学薬学部卒後、エーザイ株式会社研究所入社、1972～1978年ビタミンE／ユビキノン／ビタミンKプロジェクトメンバー、1979年薬学博士（東京大学）主論文：「生体試料中の脂溶性ビタミンA、E、Kおよびユビキノンの定量法に関する研究」。日本ビタミン学会功績者賞（2023年度）。分析・ビタミン関連の論文およそ190報、分析・ビタミン関連の学会・講演会・セミナー発表およそ50件、分担執筆およそ15冊、著書に『免疫は栄養がつくる』（阿部出版）がある。現在、ビタミン・機能性表示食品を中心にサプリメント全般に関してまとめている。

抗老化のための栄養学
100 歳でも元気に暮らすために

2023 年 11 月 1 日　初版第 1 刷発行

著者　**阿部皓一**
発行人　**阿部秀一**
発行所　**阿部出版株式会社**
〒 153-0051
東京都目黒区上目黒 4-30-12
TEL ：03-5720-7009 (営業)
03-3715-2036 (編集)
FAX：03-3719-2331
http://www.abepublishing.co.jp
印刷・製本　**アベイズム株式会社**

ISBN978-4-87242-679-3　C0047